Sawleha Qadir
Alok Kumar Dixit

Incidência de parasitas gastrointestinais em cães em Jabalpur, Índia

Sawleha Qadir
Alok Kumar Dixit

Incidência de parasitas gastrointestinais em cães em Jabalpur, Índia

ScienciaScripts

Imprint

Any brand names and product names mentioned in this book are subject to trademark, brand or patent protection and are trademarks or registered trademarks of their respective holders. The use of brand names, product names, common names, trade names, product descriptions etc. even without a particular marking in this work is in no way to be construed to mean that such names may be regarded as unrestricted in respect of trademark and brand protection legislation and could thus be used by anyone.

Cover image: www.ingimage.com

This book is a translation from the original published under ISBN 978-620-2-09647-8.

Publisher:
Sciencia Scripts
is a trademark of
Dodo Books Indian Ocean Ltd. and OmniScriptum S.R.L publishing group

120 High Road, East Finchley, London, N2 9ED, United Kingdom
Str. Armeneasca 28/1, office 1, Chisinau MD-2012, Republic of Moldova, Europe
Printed at: see last page
ISBN: 978-620-8-02589-2

Copyright © Sawleha Qadir, Alok Kumar Dixit
Copyright © 2024 Dodo Books Indian Ocean Ltd. and OmniScriptum S.R.L publishing group

ÍNDICE

1. INTRODUÇÃO

O cão é um animal doméstico que tem mantido uma relação próxima com as pessoas e tem sido mantido por várias razões, tais como companhia, caça, cães de polícia ou como animais de laboratório. Os cães são altamente susceptíveis a uma variedade de parasitas gastrointestinais, incluindo helmintas e protozoários. Estas infecções afectam os seus hospedeiros, causando inapetência, anemia, gastroenterite, predisposição para outras infecções concomitantes que levam à perda de peso e, por vezes, à morte de animais jovens. Os hábitos defecatórios indiscriminados dos cães asseguram a contaminação do ambiente e perpetuam o risco de infeção parasitária para os cães e outros hospedeiros, incluindo os seres humanos, o que é particularmente verdade nos países em desenvolvimento, onde os baixos níveis de higiene, a sobrelotação, a falta de cuidados veterinários e o desconhecimento das zoonoses exacerbam o risco de transmissão de doenças (Malgor et al., 1996).

É comum observar parasitas intestinais em caninos de todas as idades, mas a prevalência da infeção é geralmente elevada nos cachorros, principalmente devido ao facto de certos modos de transmissão serem exclusivos dos recém-nascidos ou neonatos e também porque os cães jovens ainda não adquiriram imunidade aos parasitas (Ramirez-Barrios et al., 2004). Embora existam provas de que os animais podem desenvolver uma resposta imunitária às infecções parasitárias, a proteção contra desafios futuros não parece ser absoluta. Apesar da exposição repetida ao *Toxocara canis,* um cão adulto num estudo permaneceu completamente suscetível à administração oral subsequente de óvulos infecciosos (Maizels e Meghji, 1984). As infecções patentes podem também ser mais difíceis de diagnosticar com a exposição subsequente devido à redução da contagem de ovos nas fezes e à atenuação dos sinais clínicos (Carrol e Grove, 1986).

Vários helmintas parasitas de cães são transmissíveis ao homem. Destes, *o Ancylostoma caninum, o Toxocara canis* e *o Echinococcus granulosus* podem causar danos extensos no homem. *O T. canis* pode induzir a larva migrans visceral ou ocular quando os ovos infecciosos são inadvertidamente ingeridos a partir de um ambiente contaminado com fezes de um cão infetado. Da mesma forma, as larvas de todas as espécies de ancilostomídeos caninos são capazes de penetrar na pele humana intacta, causando uma condição pruriginosa conhecida como larva migrans cutânea. Além disso, foi relatado que *o A. caninum* se desenvolve até se tornar um verme adulto no intestino delgado das pessoas, causando enterite eosinofílica (Prociv e Croese, 1996). Muitos destes parasitas zoonóticos constituem um problema de saúde pública significativo, especialmente nos países em desenvolvimento e nas comunidades que podem ser socioeconomicamente desfavorecidas. Tendo em conta a sua importância na etiologia da doença nos cães e no homem, os endoparasitas dos cães têm de ser determinados para se tomarem as precauções necessárias para proteção.

Foram efectuados estudos sobre helmintas gastrointestinais de cães em diferentes partes do país (Deka *et al.*, 1995; Bhutia *et al.*, 1995; Jani *et al.*, 1995; Sandhu *et al.*, 1997; Kumar e Mohammad, 1998 e Sharma *et al.*, 2006). É essencial dispor de informações locais e actualizadas para compreender a epidemiologia das doenças parasitárias gastrointestinais em cães e conceber estratégias de controlo racionais à escala local, regional ou nacional. Por conseguinte, o presente estudo foi realizado com os seguintes objectivos

Objectivos

1.	Estudar a incidência de parasitas gastrointestinais em função da idade, do sexo e da raça em cães da cidade de Jabalpur.

2.	Determinar a intensidade do parasitismo gastrointestinal com base no número de ovos por grama.

3.	Estabelecer o efeito da carga parasitária em relação aos parâmetros hematológicos.

2. REVISÃO DA LITERATURA

2.1 Prevalência e intensidade do parasitismo em cães

De acordo com Faust (1939), a infestação é considerada leve quando a contagem é de 2.000 EPG, moderada quando é de 2.000 a 11.000 EPG e grave quando é superior a 11.000 EPG de fezes.

Wood *et al.* (1961) relataram que a contagem de ovos fecais de cerca de 5.000 EPG representa uma infeção com um único *A. caninum* em cães.

Uma cria fortemente infetada pode passar cinco milhões de ovos de *A. caninum* e põe 7.700-28.000 (média de 16.000) ovos por dia, enquanto que os vermes mais velhos e os hospedeiros imunes produzem menos ovos do que os hospedeiros altamente susceptíveis. Quanto maior o número de vermes presentes, menor tende a ser o número de ovos por verme. Este número é inversamente proporcional ao número de adultos presentes. O diagnóstico positivo só pode ser feito após a descoberta dos óvulos caraterísticos nas fezes (Levine, 1968).

Sahasrabudhe *et al.* (1969) estudaram a incidência de helmintos parasitas em cães em Mhow e Jabalpur. Foram examinados à necropsia 74 cães adultos. Observou-se que *Opisthorchis caninus, Dipylidium caninum, Taenia hydatigena, Ancylostoma caninum* e *Spirocerca lupi* eram as infecções comuns em Madhya Pradesh. *A. caninum* e *D. caninum* eram mais comuns em Jabalpur e Mhow, enquanto *O. caninus* e *Echinococcus granulosus* eram mais comuns em Jabalpur. A razão para a baixa incidência de *Toxocara canis* (2,7%) pode dever-se ao facto de todos os cães serem adultos.

Mirzayans *et al.* (1972) estudaram a incidência de helmintas e protozoários intestinais em cães domésticos em Teerão, no Irão. Foram recuperadas onze espécies de helmintas adultos, seis espécies de ovos e duas espécies de protozoários. *Toxocara canis, Taenia multiceps* e *S. lupi* foram os helmintas mais comuns nos cães. *Toxoascaris leonina, Physaloptera preputialis, Trichuris vulpis, Isospora bigemina* e *I. rivolta* foram notificados pela primeira vez no Irão.

Singh *et al.* (1987) estudaram a prevalência de *Sarcocystis* em 300 amostras fecais de cães vadios de Jabalpur. Observou-se que a principal fonte de infeção dos cães era a ingestão de miudezas e tecidos não desejados provenientes de matadouros e da vizinhança de lojas de carne.

Vanparijs *et al.* (1991) investigaram o nível de infestação helmíntica e protozoária em cães vadios e bem tratados na Bélgica. De 2324 flotações fecais (NaCl sp.gr. 1,20) de cães vadios, 34,2% tinham ovos ou proglótides de uma ou mais espécies de vermes, consistindo em *T. canis* (17,4%), *T. leonina* (10,1%), *Uncinaria Stenocephala* (11,4%), *Trichuris vulpis* (7,0%) e cestodes (2,1%). Foram observados oocistos de Isospora em 5,2% dos cães. Os dados sobre a distribuição das várias espécies de vermes nos cães positivos indicam que os ovos de *T. canis* eram de longe os mais comuns (50,9%). A prevalência global de infestação por parasitas em 246 cães de canis bem tratados, com base na contagem de ovos de parasitas pela técnica de McMaster, foi de 36,1%.

Jani *et al.* (1995) estudaram a prevalência de parasitas intestinais em casos diarreicos de cães em Anand (Gujarat). Foram examinadas cento e oito amostras de fezes, das quais 36% eram positivas para diferentes parasitas, nomeadamente *A. caninum* (26,85%), *T. canis* (7,40%), *D. caninum* e *Entamoeba histolytica* (1,85%), enquanto *Balantidium coli, Isospora* spp. e *Uncinaria* sp. foram detectados numa amostra cada (0,92%). A infeção mista de *A. caninum* e *T. canis* foi observada em três amostras. A incidência da carga parasitária foi mais elevada nos cães machos (54,54%) do que nas cadelas (45,46%). A variação sazonal da infeção foi altamente significativa (P<0,01). A incidência mais elevada registada durante o inverno (51%) pode estar relacionada com algum fator de stress presente nestes cães.

Bhutia *et al.* (1995) estudaram a incidência de infeção por ancilostomídeos em cães em Gangtok, Sikkim. Foi examinado um total de 254 amostras fecais, das quais 56 (22%) eram positivas para ovos *de Ancylostoma*. A incidência mais elevada foi observada no grupo etário com menos de 1 ano (32%), seguido de 1-2 anos (25%), 3-5 anos (21%) e a mais baixa (14%) no grupo etário de 5 anos ou mais.

Anene *et al.* (1996) estudaram a prevalência de parasitas intestinais e ovos por grama de fezes (ancilostomíase e lombriga apenas) em relação ao sexo, idade, raça, uso e status social do proprietário em cães na área de Nsukka, Nigéria. A prevalência foi de 68,5% (intervalo de confiança de 95%, 62-75%), sendo as dos parasitas individuais *A. caninum* 37,6%, *T. canis* 31,5%, coccidia 18,3%, *D. caninum* 11,2%, *T. hydatigena* 9,1% e *T. vulpis* 3,6%. Foram registadas infecções simultâneas com dois ou mais parasitas em 47% dos casos. Todos os factores, exceto o sexo, afectaram significativamente (pelo menos *P* < 0,05) a prevalência de infecções por *Ancylostoma* e *Toxocara*. Enquanto não foi encontrado um efeito significativo (*P>0,05*) do sexo no *Toxocara*, a prevalência do *Ancylostoma* foi significativamente (*P* <0,05) mais comum nas mulheres do que nos homens. Também foram encontrados efeitos significativos de status social (*P<0,01*) e raça (*P<0,05*) associados à infeção por coccídeos. A infeção por *D. caninum* foi mais prevalente em cães com mais de 1 ano de idade do que naqueles com menos de 1 ano de idade (P <0,05).

Sandhu *et al.* (1997) efectuaram um estudo epidemiológico sobre a infeção por ancilostomídeos em cães em Ludhiana (Punjab). As amostras fecais examinadas de 624 cães revelaram que 207 (33,17%) eram positivas para a infeção por ancilóstomos. A prevalência nos machos (37,22%) foi superior à das fêmeas (25,35%). O estabelecimento de ancilostomídeos e a sua patogenicidade foi maior nas crias devido à via lactogénica de infeção. A taxa de infeção variou significativamente em diferentes meses do ano, sendo mais alta em setembro (53,96%) e mais baixa em janeiro (14,89%). A incidência mais elevada de julho a novembro foi atribuída às condições favoráveis de temperatura e humidade para o desenvolvimento das fases de vida livre, bem como para a sua sobrevivência (Soulsby, 1982).

Ramirez-Barrios *et al.* (2004) estudaram a prevalência de parasitas intestinais em cães apresentados à Policlínica Veterinária da Universidade de Zulia (PVU) entre janeiro e dezembro de 2001. Um total de 614 amostras fecais foram avaliadas pelo método de flotação fecal. Uma ou mais espécies de parasitas foram identificadas em 218 (35,5%) cães. Os parasitas mais frequentemente detectados foram: *Ancylostoma* spp. (24,5%), *T. canis* (11,4%) e *Isospora* spp. (8,1%). As infecções parasitárias únicas estavam presentes em 149 (24,3%) cães. A distribuição etária dos parasitas intestinais em cães com menos de 1 ano de idade teve uma prevalência geral mais elevada do que a dos cães com mais de 12 meses de idade. Não houve diferença significativa na prevalência entre cães machos (38,9%) e fêmeas (31,7%). Verificou-se uma prevalência significativamente (P<0,05) maior de parasitas em cães de raça mista (40,3%) em comparação com cães de raça pura (30,8%).

Deka *et al.* (2005) examinaram 31 amostras fecais e 34 carcaças de cães de Aizawal (Mizoram) e verificaram que as infecções por nemátodos eram mais elevadas (30,76%) do que as infecções por cestodes (29,41%). Entre os cestodes, *Diphyllobothrium latum* e *D. caninum* eram importantes e *A. caninum, T. canis* e *Dirofilaria immitis* eram os nemátodos comuns.

Pawar *et al.* (2005) referiram que a presença de 1 a 5 ovos numa área de 18 mm2 é considerada uma infeção baixa (+) e 5 ou mais ovos na mesma área é considerada uma infeção elevada (++).

Fontanarrosa *et al.* (2006) analisaram 2193 amostras fecais de cães com dono no sul da Grande Buenos Aires (Argentina). A prevalência geral foi de 52,4%, e as 11 espécies encontradas foram: *A. caninum* (13%), complexo *Isospora ohioensis* (12%), *T. canis* (11%),

T. vulpis (10%), *Sarcocystis* sp. (10%), *Giardia duodenalis* (9%), *Isospora canis* (3%), complexo *Hammondia - Neospora* (3%), *D. caninum* (18 casos), *Cryptosporidium* sp. (5 casos) e *T. leonina* (1 caso). Não houve diferença significativa na prevalência geral entre géneros (fêmea = 50,4%, macho = 54,6%) e raças (pura = 52,3%, mista = 53%), mas a prevalência em cachorros (<1 ano) foi mais elevada do que em cães adultos (62,7% versus 40,8%, respetivamente). Apenas a prevalência de *A. caninum* diferiu entre os géneros, com valores mais elevados para os machos. As prevalências de seis das espécies de parasitas mostraram uma tendência decrescente com o aumento da idade do hospedeiro, e um padrão inverso foi encontrado para duas outras espécies.

Labruna *et al.* (2006) estudaram a prevalência de endoparasitas em cães em Rondônia, Brasil. Das amostras fecais coletadas de 95 cães, 15 (15,8%) foram negativas. Nas amostras positivas, foram encontrados cinco géneros de helmintos: *Ancylostoma, Toxocara, Trichuris, Spirocerca, Physaloptera*; bem como 5 géneros de protozoários: *Sarcocystis, Giardia, Cystoisospora, Cryptosporidium, Hammondia-Neospora*. Os ovos de *Ancylostoma* spp. foram os mais prevalentes (73,6% das amostras positivas), seguidos de ovos de *T. canis* (18,9%) e esporocistos de *Sarcocystis* spp. (18,9%). A prevalência dos restantes parasitas foi inferior a 10%.

Sharma *et al.* (2006) investigaram os parasitas helmínticos gastrointestinais em 305 amostras fecais de cães e observaram que 165 (54,09%) eram positivas para diferentes infecções helmínticas gastrointestinais. A infeção por *T. canis* foi observada em 98 amostras (32,13%), que foi a mais elevada, seguida por *A. caninum*, 64 amostras (29%). O nemátodo menos prevalente foi o *T. vulpis*, observado em 3 amostras (0,98%). A incidência de vermes de fita viz. *D. caninum* e *Taenia* spp. foi de 4,26% e 4,59%, respetivamente. Foi ainda indicado que a incidência de *A. caninum* foi observada ao longo de todo o ano, com um máximo entre os meses pré e pós-monção, ao passo que a incidência de *T. canis* foi mais elevada entre novembro e fevereiro e no resto do ano foi baixa. As ténias prevaleceram durante todo o ano, exceto nos meses de inverno.

Kachawaha e Tanwar (2007) examinaram 642 amostras fecais de cães vadios de Jodhpur (Rajastão) e observaram que 88% das amostras eram positivas para parasitismo gastrointestinal. A prevalência de *Ancylostoma* spp. foi predominante (92,93%), seguida de *Toxocara* spp. (4,95%) e *T. leonina* (2,12%). A elevada incidência de carga parasitária em cães vadios está diretamente relacionada com um nível de exposição mais elevado.

Yacob *et al.* (2007) investigaram nemátodos gastrointestinais em 100 cães por exame fecal e 20 por necropsia. Por coproscopia, 51% dos cães eram positivos para diferentes tipos de ovos de nemátodos, dos quais 23,5% apresentavam infecções mistas. Na necropsia, 95% dos animais foram positivos para parasitas adultos, dos quais 31,6% apresentavam mais do que uma espécie de nemátodos adultos. O exame coproscópico revelou 32% de infeção por *A. caninum*, seguido de *T. canis* (21%), *S. lupi* (7%) e *T. vulpis* (3%), enquanto o exame post-mortem revelou 70, 45, 23,5 e 5% de infeção, respetivamente. O estudo indicou ainda uma diferença significativa (P<0,05) na frequência global de infecções por nemátodos gastrointestinais entre os diferentes grupos etários, mas sem diferença (P>0,05) entre os sexos.

Kozan *et al.* (2007) estudaram a ocorrência de infecções por cestodes e nemátodos gastrointestinais em 287 cães vadios (n=150 de Afyonkarahisar e n=137 de Eskisehir) das províncias da Turquia. Após o exame coprológico, verificou-se que os cães estavam infectados com várias espécies de cestodes e nemátodos gastrointestinais. As taxas de infeção foram de 46% (69/150) em Afyonkarahisar e de 33,6% (46/137) nas províncias de Eskisehir. Na província de Afyonkarahisar foram detectados 59,4% de ancilostomídeos, 47,8% de *T. leonina*, 36,2% de *T. canis*, 2,9% de *D. caninum* e 2,9% de *Taenia* spp. Na província de Eskisehir, foram detetados 60,9% de *T. leonina*, 47,8% de *T. canis*, 23,9% de *Taenia* spp. 6,5% de ancilostomídeos e 4,3% de *D. caninum*.

Dubna *et al.* (2007) investigaram a prevalência de parasitas intestinais em Praga (República Checa). A prevalência geral de parasitas foi de 17,6%. O *T. canis* foi o parasita mais comum, tendo sido recuperado de 6,2% dos cães, seguido de *Cystoisospora* spp. (2,4%), *Cryptosporidium* spp. (1,4%), *Trichuris* sp. (1,1%), *Taenia-type* (1,0%), *Giardia* spp. (0.1%), *Toxascaris* spp. (0,9%), *Dipylidium* spp. (0,7%), *Sarcocystis* spp. (0,6%), *Capillaria* spp. (0,6%), *Neospora/Hammondia* spp. (0,5%), *Ancylostoma* spp. (0,4%), *Uncinaria* spp. (0,4%) e *Spirocerca* spp. (0,2%).

Agnihotri *et al.* (2008) estudaram a incidência de helmintas gastrointestinais em cães de Himachal Pradesh. Das 236 amostras fecais examinadas, 125 (52,90%) foram consideradas positivas para um ou outro tipo de infeção helmíntica gastrointestinal. Os ovos de ancilostomídeos foram encontrados predominantemente (19,06%), seguidos de *D. caninum* (16,10%), taeniídeos (8,47%), *T. canis* (5,93%) e tricurídeos (3,38%).

Deshmukh *et al.* (2008) estudaram os aspectos clínico-epidemiológicos, de diagnóstico etiológico e de tratamento da síndrome da diarreia em cães e observaram que *Ancylostoma* spp, infecções mistas *(Toxocara e Ancylostoma, Ancylostoma e Dipylidium)*, vermes, *Trichuris* e *Strongyles* contribuíram para 55,77, 22,9, 14,3, 4,4, 1,9, 0,95 e 0,63 por cento dos casos de etiologia parasitária. Entre a diarreia de etiologia protozoária, foram detectados Coccidia spp. (66,6%) e *Giardia duodenalis* (33,33%).

Palmer *et al. (2008)* estudaram a prevalência de parasitas gastrointestinais em cães e gatos australianos de companhia. Um total de 1400 amostras de fezes caninas e 1063 felinas foram recolhidas em clínicas veterinárias e refúgios de toda a Austrália. A prevalência global de parasitas gastrointestinais em cães e gatos foi de 23,9% (IC 21,7-26,1) e 18,4% (IC 16,1-20,7), respetivamente. Em termos gerais, *a Giardia* foi o parasita mais prevalente nos cães (9,3% IC 7,8-10,8), seguida da ancilostomíase (6,7% IC 5,4-8,0).

Sowemimo e Asaolu (2008) efectuaram um estudo epidemiológico de helmintas gastrointestinais de cães em Ibadan, na Nigéria. Das amostras fecais de 959 cães estudados, 237 (24,7%) estavam infectados com diferentes tipos de helmintas. As prevalências dos vários ovos de helmintas observadas foram as seguintes *T. canis* 9,0%, *Ancylostoma* spp. 17,9%, *T. leonina* 0,6%, *T. vulpis* 0,5%, *Uncinaria stenocephala* 0,4% e *D. caninum* 0,2%. As intensidades de ovos nas fezes, determinadas como contagem média de ovos/grama de fezes (±SEM), foram: *T. canis* 462,0±100,5, *Ancylostoma* spp. 54,1±8,6, *T. leonina* 0,8±0,4, *T. vulpis* 0,1±0,0, *U. stenocephala* 1,0±0,7 e *D. caninum* 0,2±0,1. A idade do hospedeiro foi considerada um fator significativo em relação à prevalência e intensidade de *T. canis* e *Ancylostoma* spp. Não houve diferença significativa na prevalência de helmintos parasitas intestinais entre cães machos (27,0%) e fêmeas (22,5%) (P>0,05).

Little *et al.* (2009) determinaram a prevalência nacional, regional e relacionada à idade de parasitas intestinais em cães nos Estados Unidos, por meio de flotação centrífuga de sulfato de zinco de 11.99.293 amostras fecais caninas. Os parasitas intestinais mais frequentemente identificados foram ascarídeos (2,2%), ancilostomídeos (2,5%), whipworms (1,2%), *Giardia* (4,0%) e *Cystoisospora* (4,4%). Com exceção dos whipworms, os parasitas intestinais foram mais frequentemente identificados em cães com menos de 6 meses de idade (29,6% positivos) do que em cães com mais de 1 ano de idade (6,1% positivos), embora tenham sido identificadas infecções com cada parasita considerado em todas as classes etárias de cães.

Gates e Nolan (2009) calcularam a prevalência aparente de infecções por endoparasitas em diferentes grupos etários de 6555 cães e 1566 gatos que realizaram um exame fecal aquando da sua apresentação no Hospital Veterinário da Universidade da Pensilvânia entre 1997 e 2007. Com base em anotações da história clínica que indicavam infecções parasitárias anteriores, foram geradas estimativas de recorrência para cada grupo comum de parasitas, incluindo *Trichuris*, *Giardia*, ascarídeos, ancilostomídeos, *Cystoisospora* e ténias. O endoparasitismo foi predominantemente uma doença de animais mais jovens, com picos de prevalência observados quase uniformemente em cães com menos de 6 meses de idade, com exceção do *Trichuris*, que tem um período pré-patente mais longo. Além disso, quase 50% dos cães com menos de 6 meses de idade com um historial de parasitas foram diagnosticados com pelo menos uma espécie de parasita em exames fecais subsequentes. A percentagem desceu para 18,4% nos animais com 1-4 anos de idade, mas voltou a aumentar para 31,5% nos animais com mais de 10 anos de idade. Não foi registada qualquer recorrência de *Giardia* ou *Cystoisospora* em doentes caninos ou felinos com mais de 1 ano. A recorrência de whipworm aumentou de forma constante com a idade, enquanto a recorrência de ancilostomíase e lombriga atingiu o pico em pacientes com 1-4 anos de idade. Os resultados do estudo sublinham a importância dos exames fecais de acompanhamento e dos tratamentos em doentes diagnosticados com endoparasitas.

Bridger e Whitney (2009) efectuaram um estudo sobre os parasitas gastrointestinais de cães domésticos na ilha francesa de St. Pierre, ao largo da costa sul da Terra Nova. Foi recolhido um total de 57 amostras fecais, que foram examinadas para deteção de parasitas intestinais. A prevalência global de parasitismo foi de 57,9% e as seis espécies encontradas foram: *U. stenocephala /A. caninum* (47,4%), *T. canis* (22,8%), *Isospora canis* (8,8%), *T. vulpis* (7,0%) e *Alaria canis* (1,8%). Não houve diferença significativa na prevalência geral entre os sexos, exceto para *T. canis*, que foi mais comum em cadelas do que em machos ($p < 0,05$).

2.2 Alterações hematológicas

Saror *et al.* (1979) estudaram o hemograma de 154 cães com parasitas intestinais em Zaria, na Nigéria. Observou-se que os cães com uma contagem de eosinófilos igual ou superior a 8% estavam infestados com um ou mais tipos de parasitas internos, incluindo ancilóstomos, ténias, coccídeos, ascarídeos e espirocerca, sendo os ancilóstomos responsáveis por 51% dos parasitas encontrados. Embora tenham sido afectados cães de todas as idades, observou-se uma maior incidência nos cães com menos de dois anos.

Kaymaz *et al.* (1999) estudaram os parâmetros hematológicos em 66 cães com parasitas intestinais (apresentando problemas gastrointestinais causados por taeniose, coccidiose, ancilostomose, tricuríase e ascaridose). Os cães com ascaridiose (n-24) apresentavam uma contagem de eritrócitos ($\times 10^6$ mm^3) de 4,91±1,1, uma contagem de leucócitos ($\times 10^3$ mm^3) de 14,98±6,9, uma contagem de hemoglobina (g/dl) de 10,65±2,2 e um valor de hematócrito (%) de 31,8±7,5. Os animais com Taeniose (n=24) apresentavam uma contagem de eritrócitos ($\times 10^6$ mm^3) de 4,76±1,1, uma contagem de leucócitos ($\times 10^3$ mm^3) de 17,55±1,5, uma contagem de hemoglobina (g/dl) de 9,67±2,5 e um valor de hematócrito

(%) de 28,3±11. Os animais com ancilostomose (n=6) apresentavam uma contagem de eritrócitos ($\times 10^6$ mm^3) de 3,90±0,9, uma contagem de leucócitos ($\times 10^3$ mm^3) de 16,06±2,4, uma contagem de hemoglobina (g/dl) de 10,50±1,0 e um valor de hematócrito (%) de 32,1±11.

Meeusen e Balic (2000) analisaram o papel dos eosinófilos na morte de parasitas helmínticos. Foi demonstrado que os eosinófilos são células efectoras potentes para a morte de parasitas helmínticos em culturas *in vitro*. No entanto, um papel *in vivo* para os eosinófilos tem sido mais difícil de estabelecer. Os primeiros dados mostraram associações estreitas entre eosinófilos e parasitas danificados ou mortos em secções histológicas, e correlações significativas entre a resistência aos parasitas e a capacidade de induzir eosinofilia após a infeção. No entanto, estudos mais recentes, utilizando ratinhos que reduziram ou aumentaram os níveis de eosinófilos através da administração da citocina específica dos eosinófilos, a interleucina 5, não apoiaram unanimemente um papel *in vivo* dos eosinófilos na resistência aos parasitas. Eles concluíram que os dados até agora são consistentes com um papel para os eosinófilos na morte dos estágios larvais infecciosos, mas não dos adultos, da maioria dos parasitas helmintos.

Eren *et al.* (2000) estudaram a distribuição de granulócitos eosinófilos e células plasmáticas na mucosa jejunal de 11 cães Mongrel naturalmente infectados (n=7) ou não infectados (n=4) com parasitas intestinais. Além disso, as concentrações totais de leucócitos e de granulócitos eosinófilos foram determinadas no sangue periférico. Foram observados parasitasd nomeadamente, *U. stenocephala, D. caninum, Isospora spp., T. canis, Taenia spp.* na mucosa jejunal. A contagem de leucócitos nos cães infectados foi de 11226±2486 /ml de sangue, contra 12219±3778 por ml nos cães não infectados. A contagem de granulócitos eosinófilos nos cães infectados foi de 84,00±17,40 /ml de sangue, contra 63,86±43,3 por ml nos cães não infectados. Estatisticamente, a diferença entre o grupo infetado e o grupo não infetado para ambos os parâmetros não foi significativa.

Cury *et al. (2002)* estudaram os perfis hematológicos e de coagulação em cães de raça cruzada infectados experimentalmente com *Angiostrongylus vasorum.* Dois grupos de cinco cães foram inoculados experimentalmente com 50 e 100 larvas infectantes de terceiro estádio (L$_3$) de *A. vasorum* por quilograma de peso corporal. Um terceiro grupo de cinco animais não infectados foi utilizado como controlo. Os cães foram monitorizados nos 10, 20, 30 e 45 dias após a inoculação (dai) e, posteriormente, a intervalos de 30 dias durante os restantes 210 dias do período experimental. Foi observada anemia nos cães infectados, 6 semanas após a infeção. Os eosinófilos apresentaram picos em quatro períodos após a infeção. A trombocitopenia acentuou-se aos 72 dias. A diminuição da atividade do tempo de protrombina e o aumento do tempo de tromboplastina parcial foram observados às 6 e 9 semanas após a infeção e a diminuição das actividades dos factores VIII e V ocorreu de 4 a 6 semanas após a infeção. Concluiu-se que a infeção por *A. vasorum* em cães pode causar uma anemia discreta durante a fase aguda, que é provavelmente regenerativa. Além disso, as alterações hemostáticas importantes devidas à infeção sugerem uma coagulopatia crónica de consumo intravascular.

Varshney *et al.* (2003) estudaram os perfis clínico-hematológicos e bioquímicos de 100 casos clínicos de babesiose canina. Foi observada uma ampla gama de variações na hemoglobina (2 a 11,8 g/dl), hematócrito (6 a 36%), eritrócitos totais (0,48 a 4,84 x 10^6/μl) e contagem total de leucócitos (1,4 a 22,05 1 0^3/μl). Os valores de atividade da fosfatase alcalina sérica (28 a 400 U/L), da L-alanina aminotransferase (40 a 460 U/L) e da aspartato aminotransferase (50-520 U/L) também variaram de caso para caso.

Okewole *et al.* (2003) infectaram vinte cachorros de 8 semanas de idade com larvas infecciosas de *A. caninum* (L3) até 98 dias. A concentração de hemoglobina, o valor do hematócrito (PCV%) e a contagem total de glóbulos vermelhos, bem como o MCV, foram quase invariavelmente constantes dos dias 0 a 28, mas os mesmos parâmetros diminuíram consideravelmente dos dias 56 a 126 nos cachorros. A reticulocitose e a trombocitose foram observadas dos dias 47 a 112. As alterações leucocitárias consistiram num desvio típico para a esquerda com leucocitose neutrofílica, bem como eosinofilia persistente dos dias 54 a 98.

Adedapo *et al.* (2005) estudaram os parâmetros hematológicos em cães fortemente infestados com *A. caninum* (2800±91,3 epg), *T. canis* (1700±57,8 epg), *D. caninum* (1300±91,3 epg) e *E. granulosus* (1000±40,8 epg). O valor médio do PCV (%) foi de 14,2 ± 1,7, a hemoglobina (mg/dl) foi de 4,7 ± 04, o número de hemácias (x10^6/μl) foi de 2,6 ± 0.1, o total de leucócitos (x10^3/μl) foi de 9,0 ± 1,8, o de linfócitos (x10^3/μl) foi de 5,7 ± 1,1 e o de monócitos (x10^μl) foi de 3,3 ± 0,5.

Kirkova *et al.* (2005) estudaram os parâmetros clínicos e hematológicos de 9 cães de raça mista (6 infectados e 3 controlos não infectados) infectados experimentalmente com *Trichuris vulpis* (10000 ovos/kg). Os sinais clínicos típicos da doença foram diarreia que resultou em exaustão total e caquexia. Nos cães infectados, foram observados valores elevados de hemoglobina e MCH entre os dias 60 e 207 após a infeção, uma diminuição do MCV entre os dias 15 e 35 e nenhuma alteração no PCV, nos valores de Hbl e na morfologia dos glóbulos vermelhos. Além disso, verificou-se uma leucocitose com eosinofilia, neutrofilia (devido à elevação dos neutrófilos segmentados), linfocitopenia e VHS aumentada.

Rosa *et al.* (2007) estudaram a suscetibilidade de cães à inoculação experimental com trofozoítos e cistos de isolados humanos de *Giardia duodenalis* e o perfil clínico e laboratorial da infeção desses animais. Amostras de sangue coletadas dos animais em intervalos de 15 dias, durante os 165 dias do período experimental, foram utilizadas para a realização do hemograma e avaliação bioquímica dos níveis de proteína total, albumina, alanina aminotransferase, gama glutamiltransferase, uréia e creatinina. Foi observado um período pré-patente aos 5-6 dias pós-inoculação (p.i.) nos cães inoculados, com eliminação dos cistos por aproximadamente 3 meses. Não foram observadas alterações nos parâmetros clínicos avaliados. Foi observada anemia aos 15 dias p.i. nos cães inoculados. A contagem média de eosinófilos dos grupos inoculados foi superior à do controlo ($p \leq$ 0,05), mas nenhum dos parâmetros bioquímicos analisados apresentou diferenças significativas.

Peregrine (2008) referiu que uma anemia normocítica e normocrómica aguda seguida de anemia hipocrómica e microcítica em cachorros jovens é a manifestação clínica caraterística, e frequentemente fatal, da infeção por *A. caninum*. A hipoproteinemia é caraterística, e a infiltração de soro em torno do local de fixação no intestino pode reduzir as proteínas do sangue em mais de 10%.

3. MATERIAL E MÉTODOS

3.1 Amostras fecais

Durante o período de estudo, foi examinado um total de 325 amostras fecais de cães pertencentes a diferentes raças e com idades compreendidas entre 1 mês e 15 anos. Das 325 amostras fecais, 300 foram colhidas de cães trazidos para o Teaching Veterinary Clinical Service Complex (TVCSC), College of Veterinary Science and Animal Husbandry, Jabalpur e as restantes 25 amostras fecais foram colhidas de cães vadios da cidade de Jabalpur.

Foi registada a história de cada animal no que diz respeito à sua idade, sexo, raça, hábitos alimentares, ambiente, higiene, natureza da doença e tratamento anterior.

O animal infetado foi observado clinicamente quanto ao estado geral do corpo, à mucosa conjuntival, à anorexia, à natureza da diarreia (sanguinolenta ou não), às fezes de cor alcatroada e às lesões cutâneas para avaliar o efeito do parasita, de modo a correlacionar estes factores com a incidência da infeção.

As amostras fecais foram colhidas diretamente do reto durante a manhã, utilizando luvas descartáveis. Foram recolhidos cerca de 5 g de fezes frescas de cada cão em pequenos sacos de polietileno secos, limpos e devidamente etiquetados, ligados com elásticos e levados para o laboratório e armazenados num frigorífico a 4^0 C até serem processados para exame laboratorial.

3.2 Amostras de sangue

Duzentas amostras de sangue (2 ml de cada cão) foram colhidas da veia cefálica para frascos estéreis com EDTA como anticoagulante para estudos hematológicos.

3.3 Exame coprológico

As amostras fecais foram processadas utilizando as técnicas laboratoriais padrão para a identificação de ovos (Soulsby, 1986).

(A) Exame macroscópico

As amostras fecais foram colocadas numa placa de vidro limpa e examinadas quanto à cor, consistência, presença de sangue/parasitas adultos ou segmentos de parasitas.

(B) Exame qualitativo

(a) Técnica de flutuação centrífuga (Sloss *et al.*,1994)

No presente estudo, a solução de açúcar de Sheather foi preparada de acordo com a seguinte fórmula

Açúcar de cana   granulado-454   g

   Água destilada - 355   ml

O açúcar foi dissolvido em água destilada por aquecimento num banho de água abaixo da temperatura de ebulição. Depois de arrefecer a solução, foram adicionados cerca de 6 ml de formaldeído a 40% como conservante para evitar o crescimento microbiano.

A amostra fecal (1 g) foi misturada corretamente num pilão e almofariz com 15-30 ml de água da torneira limpa. A suspensão fecal foi coada através de um coador de chá de nylon normal para remover os resíduos fecais grosseiros. A suspensão coada foi então centrifugada e o sedimento foi lavado com água 23 vezes até se obter um sobrenadante límpido. O sedimento foi misturado cuidadosamente com 3 ml de solução de açúcar num tubo de centrifugação e, em seguida, foi adicionada mais solução de açúcar para elevar o nível da mistura até à borda do tubo de centrifugação, no topo do qual foi colocada cuidadosamente uma lamela circular de 18 mm (número 0), evitando a retenção de bolhas por baixo da mesma. O conteúdo foi centrifugado a 1500 rpm durante 3-4 minutos. Após a centrifugação, a lamela foi cuidadosamente levantada e colocada numa lâmina de microscopia limpa e examinada com uma ampliação reduzida (10x) para detetar a presença de ovos de nemátodos e oocistos de coccídios.

(b) Método do éter ácido (Panesar e Agrawal, 1986).

Este método foi utilizado para a deteção de ovos de peste. Dois gramas de fezes foram dissolvidos em 12 ml de ácido clorídrico a 20%. Depois de peneirada, a suspensão foi mantida assim durante 5 minutos no tubo. Adicionaram-se 2 ml de éter de petróleo ao longo da parede lateral do tubo, agitou-se vigorosamente e deixou-se assim durante cerca de 10-15 minutos, facilitando a flutuação dos detritos com éter. Os detritos foram cuidadosamente removidos juntamente com a suspensão, deixando o sedimento intacto. Este sedimento foi diluído com 1-2 ml de solução salina normal. Uma quantidade de 0,5 ml da suspensão foi pipetada após mistura completa e examinada ao microscópio para detetar a presença de ovos de tremátodes.

(C) Exame quantitativo:

A gravidade da infeção nos animais positivos foi avaliada através da contagem do número de ovos ou oocistos presentes num grama de fezes (contagem de ovos). Para cada amostra, foram contados ovos de nemátodos e cestóides por grama de fezes (epg) e oocistos de coccídios por grama de fezes (opg).

(a) Técnica de McMaster modificada (Soulsby, 1986).

Um grama de amostra fecal foi misturado em 15 ml de água e 15 ml de solução de açúcar. Depois de coar a suspensão com uma peneira, a câmara McMaster foi carregada. Contou-se o número de ovos e oocistos de nemátodos na área regulamentada (1 x 1 x 0,15 cm) e determinou-se a epg utilizando a seguinte fórmula:

Ovo = Número de ovos X 200

Em que 200 é o fator de diluição

3. 4Estudos hematológicos

(A) Diluição do líquido para contagem total de eritrócitos e leucócitos

O fluido de diluição foi preparado de acordo com as recomendações de Natt e Herrick (1952). O fluido continha os seguintes ingredientes:

NaCl:		3,88 gm
Na2S04	:	2,50 gm
Na2HP04 12H20	:	2,91 gm
KH2P04	:	0,25 gm
Formalina 37%	:	7,50 ml
Violeta de metilo (2B)	:	0.10 g
Água destilada para fazer	:	1000ml

Em vez de violeta de metilo 2B, foi utilizado violeta de metilo 6B.

(B) Contagem total de eritrócitos (TEC)

Os glóbulos vermelhos foram contados de acordo com o procedimento indicado por Feldman *et al.* (2000). O sangue foi colhido numa pipeta padrão de diluição de eritrócitos até à marca de 0,5. O diluente violeta de metilo foi retirado até à marca 101. A pipeta foi agitada por breves instantes. A câmara de contagem do hemocitómetro de Neubauer foi carregada. Passados dois minutos, contaram-se os eritrócitos que apareciam no centro e nos quatro cantos do quadrado. O total foi multiplicado por 10.000 para obter a contagem total de hemácias por microlitro (µl).

(C) Estimativa da hemoglobina (Hb)

A estimativa da hemoglobina foi efectuada utilizando o hemoglobinómetro de Sahli, tal como descrito por Jain (1986). O sangue foi recolhido na pipeta até à marca calibrada (20 µl) e descarregado num tubo graduado contendo N/10 HCl, até 2 marcas. Após agitação, o tubo foi mantido durante 10 minutos para a formação de hematina ácida. Adicionou-se então HCl N/10, gota a gota, até a cor do tubo coincidir com a cor padrão. A leitura do ponto final foi registada.

(D) Volume de células compactadas (PCV)

O sangue foi recolhido num tubo de 75 mm por ação capilar até três quartos do seu comprimento. A extremidade seca do tubo foi inserida num material vedante para o tapar. O tubo capilar foi então colocado na microcentrifugadora de hematócrito (RM - 12 C DX micro centrifuge REMI Model) com a extremidade selada virada para o exterior. Anotou-se o número da ranhura em que o tubo foi colocado. A centrífuga, quando cheia, foi centrifugada durante 5 minutos a 12.000 rpm. A percentagem de PCV foi determinada utilizando um leitor de PCV.

(E) Índices eritrocitários

Os seguintes índices eritrocitários foram calculados de acordo com o método descrito por Feldman *et al.* (2000).

a. Volume Corpuscular Médio (VCM) em femtolitro (fl)

$$MCV = \frac{PCV\ (\%) \times 10}{RBC\ (million/\ \mu l)}$$

b. Hemoglobina corpuscular média (MCH) em picograma (pg)

$$MCH = \frac{Hb\ (gm/dl) \times 10}{RBC\ (million/\ \mu l)}$$

c.   Concentração de Hemoglobina Corpuscular Média (CHCM) em gm/dl de glóbulos vermelhos.

$$MCHC = \frac{Hb\ (gm/dl) \times 100}{PCV\ (\%)}$$

(F)   Contagem total de leucócitos (TLC)

Os glóbulos brancos foram contados de acordo com o método descrito por Natt e Herrick (1952). O sangue foi colhido numa pipeta padrão de diluição de leucócitos até 0,5 marca. O diluente violeta de metilo foi retirado até 11 marcas. Após agitação e devolução de algumas gotas, foi carregada a câmara de contagem do hemocitómetro de Neubauer. Os glóbulos brancos que aparecem nos nove quadrados grandes foram contados e multiplicados por 220, obtendo-se a contagem total de glóbulos brancos por microlitro de sangue.

(G)   Contagem diferencial de leucócitos (DLC)

Os esfregaços de sangue foram preparados em microlâminas limpas e sem gordura. Os esfregaços foram corados durante 20 minutos com corante de Giemsa diluído a 1/20 em água destilada neutra (pH 7) (Ash e Orihel, 1991). Os esfregaços foram então lavados com água destilada, deixados secar e examinados microscopicamente para contagem diferencial de leucócitos com uma objetiva de imersão em óleo (100x).

3.5 Análise estatística dos dados

O teste do qui-quadrado foi utilizado para estudar a relação entre a incidência do parasita e a idade, o sexo e a raça do hospedeiro. O teste U de Mann-Whitney foi utilizado para explorar a relação entre a intensidade dos ovos e o sexo, enquanto os testes de Kruskal-Wallis foram utilizados para testar a relação entre a intensidade dos ovos e a idade e a raça (Sowemino e Asaolu, 2008). O teste "t" de Student foi utilizado para determinar a importância da diferença nos parâmetros hematológicos entre cães parasitados e cães normais (Snedecor e Cochran, 1994)

4. RESULTADOS

4.1 Incidência global da infeção

Tabela 1. Incidência global (%) de parasitismo gastrointestinal em cães

Origem do cão	Número total de cães investigados	Número total de cães positivos para parasitismo	Incidência (%)
Domesticado	300	68	22.67
Perdido	25	20	80.00
Em geral	325	88	27.08

A incidência global de infeção por helmintas parasitas gastrointestinais nos cães foi de 27,08% (Quadro 1, Figura 1). Dos 300 cães domésticos, 68 (22,67%) e entre os 25 cães vadios, 20 (80,00%) eram positivos para helmintas gastrointestinais, mostrando uma maior incidência nos cães vadios em comparação com os cães domésticos.

Tabela 2. Incidência global (%) dos tipos de parasitas gastrointestinais em cães

Parasitas	N.º de cães positivos	Incidência (%)	Intensidade da infeção (epg)
Ancylostoma caninum	58	17.84	987.00±66.92 (100-2500)
Dipylidium caninum	5	1.54	280.00±91.49 (100-500)
Gnathostoma spinigerum	3	0.92	133.33±33.33 (100-200)
Toxocara canis	7	2.15	307.14±74.23 (100-600)
Taenia spp	1	0.31	600±0.00 (600)
Toxascaris spp.	3	0.92	350.00±76.47 (200-500)
Misto	11	3.38	627.27±163.92 (100-2000)

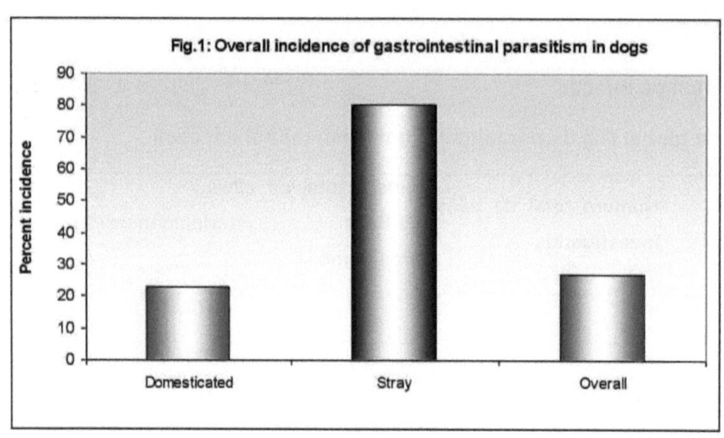

Fig.1: Overall incidence of gastrointestinal parasitism in dogs
Percent incidence
90
80
70
60
50
40
30
20
10
0
Domesticated
Stray
Overall

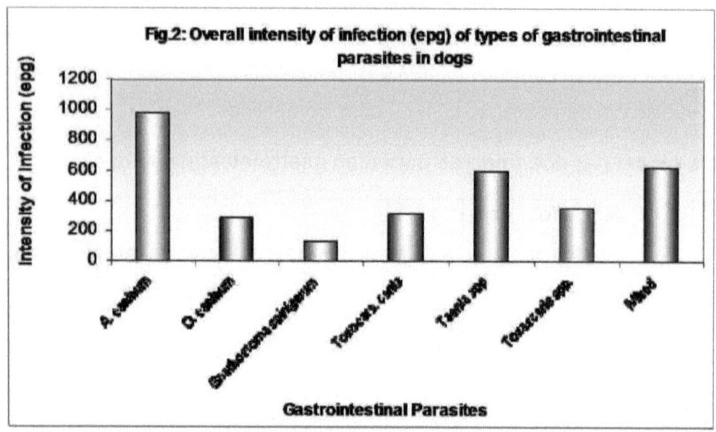

Fig.2: Overall intensity of infection (epg) of types of gastrointestinal parasites in dogs
Intensity of Infection (epg)
1200
1000
800
600
400
200
0
A. caninum
D. caninum
Gnathostoma spinigerum
Toxocara canis
Taenia spp
Toxascaris spp.
Mixed
Gastrointestinal Parasites

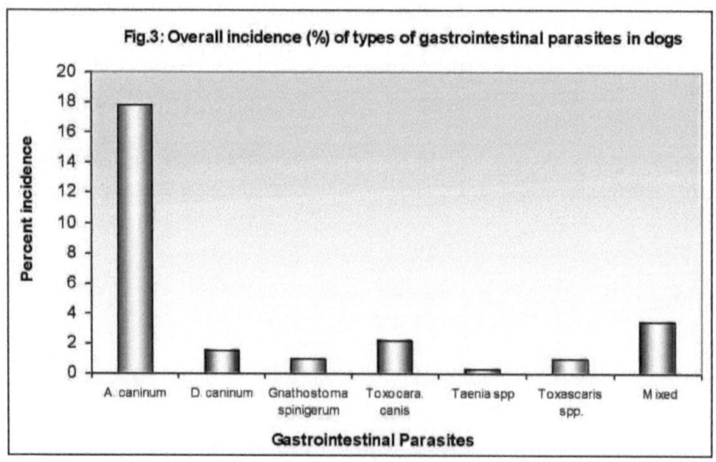

Fig.3: Overall incidence (%) of types of gastrointestinal parasites in dogs
Percent incidence
20
18
16
14
12
10
8
6
4
2
0
A. caninum
D. caninum
Gnathostoma spinigerum
Toxocara. canis
Taenia spp
Toxascaris spp.
Mixed
Gastrointestinal Parasites

O parasita helmíntico gastrointestinal mais frequentemente encontrado neste estudo foi o *Ancylostoma caninum* (17,84%), seguido de infeção mista/poliparasitismo (3,38%), *Toxocara canis* (2,15%), *Dipylidium caninum* (1,54%), *Toxascaris* spp. (0,92%), *Gnathostoma spinigerum* (0,92%) e *Taenia* spp. (0,31%) (Tabela 2, Figura 3).

A intensidade média global da infeção (epg) para as várias espécies de helmintos, por ordem decrescente, foi *A. caninum* (987,00±66,92), mista (627,27±163,92), *Taenia* spp. (600±0,00), *Toxascaris* spp. (350,00±76,47), *T. canis* (307,14±74,23), *D. caninum* (280,00±91,49) e *G. spinigerum* (133,33±33,33) (Tabela 2, Figura 2).

Tabela 3. Incidência (%) de parasitas gastrointestinais de cães em relação à idade, ao sexo e à raça

Categoria	Número examinado	Número de infectados	Incidência (%)
Idade (meses)[1]			
1-12	115	30	26.09
13-60	117	25	21.37
>60	68	13	19.11
Sexo			
Masculino	193	54	27.78
Feminino	132	34	25.76
Raça			
Pastor Alemão	60	16	26.67
Pomerano	70	14	20.00
Spitz	38	10	26.32
Não descrita doméstica/propriedade	106	27	25.47
Não descritor (vadio)	25	20	80.00

Excluídos os cães vadios (idade desconhecida).

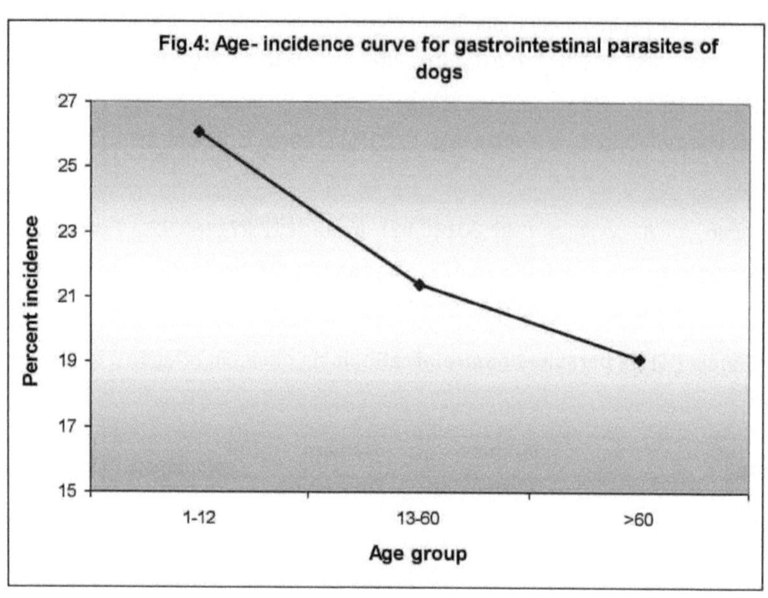

Fig.4: Age- incidence curve for gastrointestinal parasites of dogs

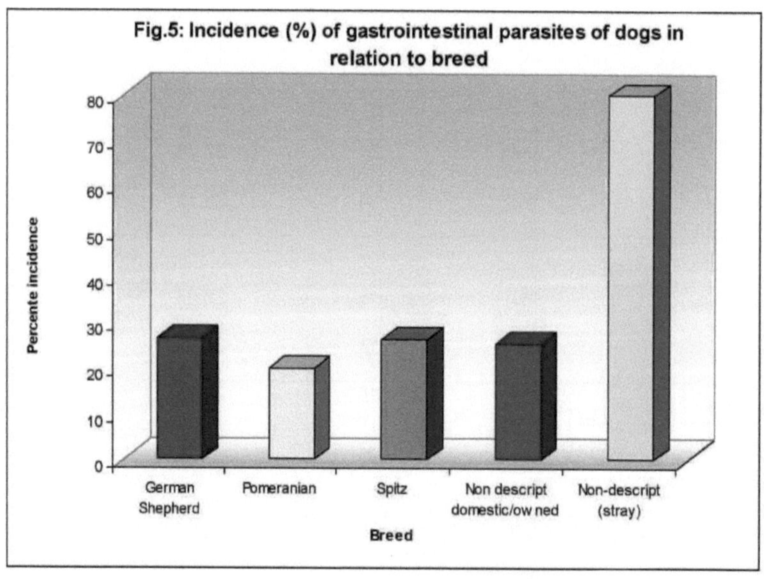

Fig.5: Incidence (%) of gastrointestinal parasites of dogs in relation to breed

Testes de qui-quadrado

Tabela 3(a). Idade Incidência

	Valor	df	Sig. assimétrico (2 lados)
Qui-quadrado de Pearson	1.369	2	0.504

P>0.05.

Tabela 3(b). Sexo Incidência

	Valor	df	Sig. assimétrico (2 lados)
Qui-quadrado de Pearson	0.196	1	0.658

P>0.05.

Tabela 3(c). Raça Incidência

	Valor	df	Asymp. Sig. (2 lados)
Qui-quadrado de Pearson	35.196	4	0.000

P<0.01.

Quando a incidência de helmintos parasitas gastrointestinais foi analisada por idade, Tabela 3, os resultados mostraram que a maior incidência foi observada em cães jovens (26,09%) (grupo etário de 1-12 meses), seguida pelo grupo etário de 13-60 meses (21,37%) e a menor no grupo etário de >60 meses (19,11%) (Figura 4). A diferença entre a idade e a incidência global de parasitas gastrointestinais não foi significativa (P>0,05) (Tabela 3a).

Não foi observada qualquer diferença significativa (P>0,05) na incidência global de parasitas gastrointestinais entre os homens (27,78%) e as mulheres (25,76%) (Quadro 3b).

A incidência de helmintos parasitas gastrointestinais em cães de diferentes raças é apresentada na Tabela 3 e na Figura 5. A maior incidência (80,00%) de helmintos parasitas foi encontrada em cães errantes não descritos, seguidos por Pastor Alemão (26,57%), Spitz (26,32%), doméstico não descrito (25,47%) e Pomerânia (20,00%). No Doberman, apenas um caso foi considerado positivo. Não foi observada incidência de helmintos parasitas gastrointestinais nas raças Dachshund, Boxer, Dálmata, Dogue Alemão, Labrador e Lhasa apso. Foi observada uma diferença significativa (P<0,01) na incidência global de parasitismo gastrointestinal entre raças (Quadro 3(c)).

4.2Ancylostoma *caninum* **(Figura 8)**

Idade

Tabela 4: Incidência (%) de *Ancylostoma caninum* em cães em relação à idade

Categoria	Número examinado	Número de infectados	Incidência (%)	Intensidade da infeção (epg)
Idade (meses)[1]				
1-12	115	18	15.65	963.89±155.28 (100-2000)
13-60	117	18	15.38	947.22±83.99 (100-1500)
>60	68	8	11.76	987.50±144.39 (200-2500)

[1]Excluídos os cães vadios (idade desconhecida).

Teste do Qui-Quadrado

Tabela 4(a). Idade Incidência

	Valor	df	Asymp. Sig. (2 lados)
Qui-quadrado de Pearson	0.595	2	0.743

P>0.05.

Tabela 4(b). Teste de Kruskal Wallis

Variáveis de agrupamento: Grupos etários

	Intensidade
Qui-quadrado	2.357
Df	2
Sig. assimétrico	0.308

P>0.05.

A incidência mais elevada foi observada no grupo etário de 1-12 meses (15,65%), em que a intensidade da infeção (epg) variou entre 100-2000, com uma intensidade média de infeção de 963,89±155,28, seguida do grupo etário de 13-60 meses, com uma incidência de 15,38% e uma intensidade de infeção (epg) entre 100-1500, com uma intensidade média de infeção de 947,22±83,99 (Tabela 4). A incidência mais baixa (11,76%) foi observada no grupo etário >60 meses, com uma intensidade de infeção (epg) que variava entre 200-2500 e uma intensidade média de infeção de 987,50±144,39 (Figura 6). As diferenças entre os grupos etários relativamente à intensidade da infeção, bem como à incidência, não foram significativas (P>0,05) (Tabela 4(a) e 4(b)).

Sexo

Tabela 5. Incidência (%) de *Ancylostoma caninum* em cães em relação ao sexo

Categoria	Número examinado	Número de infectados	Incidência (%)	Intensidade da infeção (epg)
Sexo				
Masculino	193	35	18.13	944.29±96.23 (100-2500)
Feminino	132	23	17.42	1052.17±219.20 (100-2000)

Teste do Qui-Quadrado

Tabela 5(a). Sexo Incidência

	Valor	df	Asymp. Sig. (2 lados)
Qui-quadrado de Pearson	0.027	1	0.870

P>0.05.

Tabela 5(b). Mann-Whitney

Variáveis de agrupamento: Sexo

	Intensidade
Mann-Whitney U	341.500
Wilcoxon W	971.500

Z	-0.973
Sig. assimétrico (2 caudas)	0.331

P>0.05.

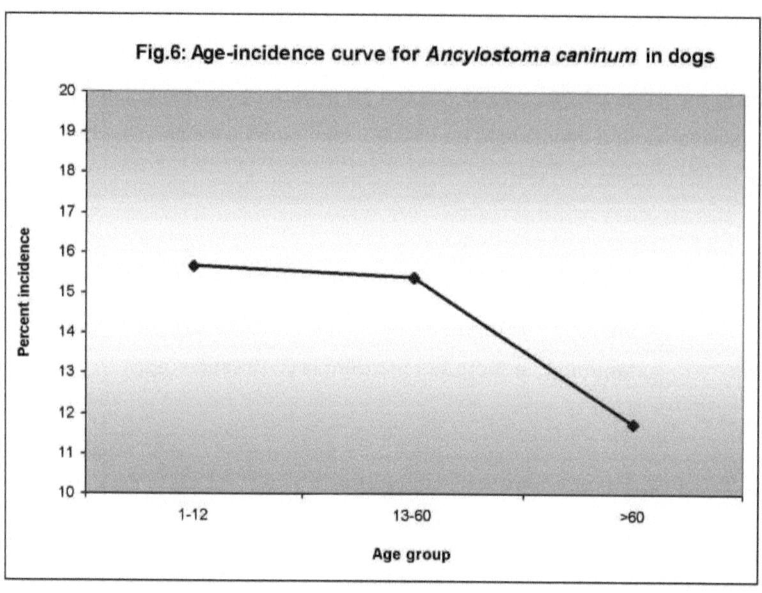

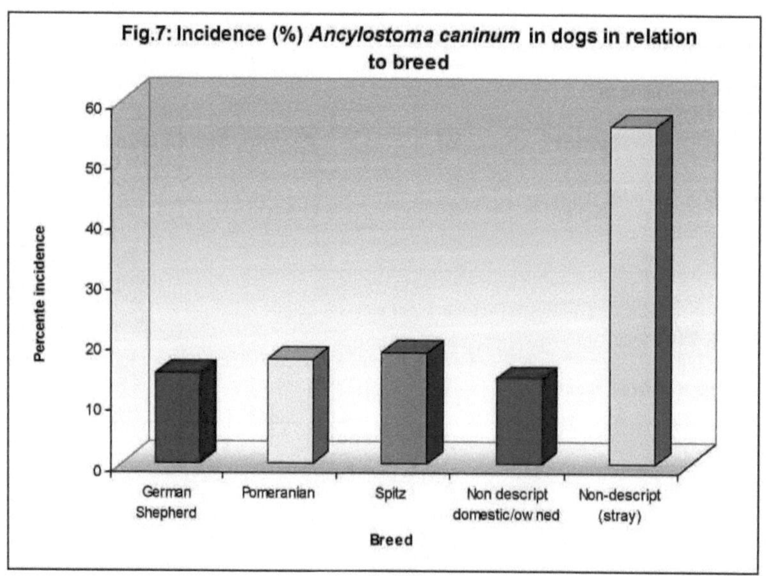

Em relação ao sexo, verificou-se que a incidência de *A. caninum* era mais elevada nos machos (18,13%) (Tabela 5), com a intensidade da infeção (epg) a variar entre 100-2500 e uma intensidade média de infeção de 944,29±96,23, em comparação com a das fêmeas, em que a incidência de *A. caninum* era mais baixa (17,42%), com a intensidade da infeção (epg) a variar entre 100-2000 e uma intensidade média de infeção de 1052,17±219,20. As diferenças na intensidade da infeção, bem como na incidência entre os sexos, não foram, no entanto, significativas (P>0,05), (Tabela 5a e 5 b).

Raça

Tabela 6. Incidência (%) de *Ancylostoma caninum* em cães em relação à raça

Categoria	Número examinado	Número de infectados	Incidência (%)	Intensidade da infeção (epg)
Raça				
Pastor Alemão	60	9	15.00	694.44±136.54 (200-1300)
Pomerano	70	12	17.14	775.00±169.03 (100-2000)
Spitz	38	7	18.42	1300.00±158.60 (700-2000)
Não descrita doméstica/propriedade	106	16	14.15	800.00±143.05 (200-2000)
Não descritor (vadio)	25	14	56.00	1350±130.46 (600-2500)

Teste do Qui-Quadrado

Tabela 6(a). Raça Incidência

	Valor	df	Asymp. Sig. (2 lados)
Qui-quadrado de Pearson	23.670	4	0.000

P<0.01.

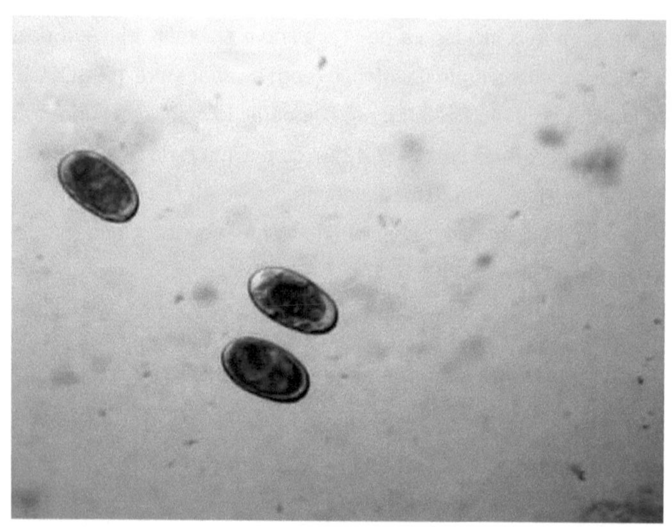

Fig. 8: Ovos de _Ancyclostoma caninum_

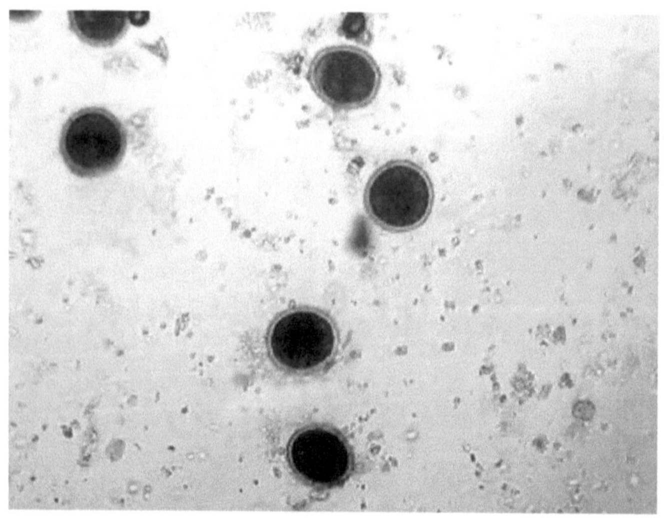

Fig. 9: Ovos de _Toxocara canis_

Tabela 6(b). Teste de Kruskal Wallis

Variáveis de agrupamento: Raça

	Intensidade
Qui-quadrado	16.050
Df	6
Sig. assimétrico	0.013

P<0.05.

Em relação à raça, a incidência mais elevada (56,00%) foi observada em cães vadios (Tabela 6, Figura 7) com a intensidade da infeção (epg) a variar entre 600-2500 e uma intensidade média de infeção de 1350±130,46 (Figura 19). Seguiu-se a raça Spitz doméstica, com uma incidência de 18,42% e uma intensidade de infeção (epg) que variou entre 700-2000, com uma intensidade de infeção média de 1300,00±158,60, seguida da raça Pomerânia, com uma incidência de 17,14% e uma intensidade de infeção (epg) que variou entre 100-2000, com uma intensidade de infeção média de 775,00±169,03. A incidência na raça pastor alemão foi de 15,00% e a intensidade da infeção (epg) variou entre 200 e 1300, com uma intensidade média de infeção de 694,44±136,54, seguida dos cães domésticos não descritos, com uma incidência de 14,15% e uma intensidade de infeção (epg) entre 2002 e 2000, com uma intensidade média de infeção de 800,00±143,05. Não foi observada incidência em Daschund, Doberman, Boxer, Dálmata, Dogue Alemão, Labrador e Lhasa-apso. Foram observadas diferenças significativas na intensidade da infeção (epg) (P<0,05), bem como na incidência (P<0,01) entre as raças (Tabela 6(a) e 6(b))

4.3 *Toxocara canis* (Figura 9)

<u>Idade</u>

Tabela 7: Incidência (%) de *Toxocara canis* em cães em relação à idade

Categoria	Número examinado	Número de infectados	Incidência (%)	Intensidade da infeção (epg)
Idade (meses) [1]				
1-12	115	6	5.21	341.66±78.21 (100-600)

13-60	117	1	0.85	100
>60	68	Nulo	0	0

[1]Excluídos os cães vadios (idade desconhecida).

Verificou-se que a incidência de *T. canis* era mais elevada no grupo etário de 1-12 meses (5,21%) (Tabela 7, Figura 10). A intensidade da infeção (epg) variou de 100-600 com uma intensidade média de infeção de 341,66±78,21. Seguiu-se o grupo etário 13-60 meses com uma incidência de 0,85% e uma intensidade de infeção (epg) de 100. Nenhum outro grupo etário registou infeção por *T. canis*.

Sexo

Tabela 8. Incidência (%) de *Toxocara canis* em cães em relação ao sexo

Categoria	Número examinado	Número de infectados	Incidência (%)	Intensidade da infeção (epg)
Sexo				
Masculino	193	6	3.10	325.00±85.72 (100-600)
Feminino	132	1	0.75	200

Em relação ao sexo, verificou-se que a incidência de *T. canis* era mais elevada nos machos (3,10%) (quadro 8), com uma intensidade de infeção (epg) que variava entre 100 e 600 e uma intensidade média de infeção de 325,00±85,72, em comparação com a das fêmeas, em que a incidência de *T. canis* era mais baixa (0,75%), com uma intensidade de infeção (epg) de 200.

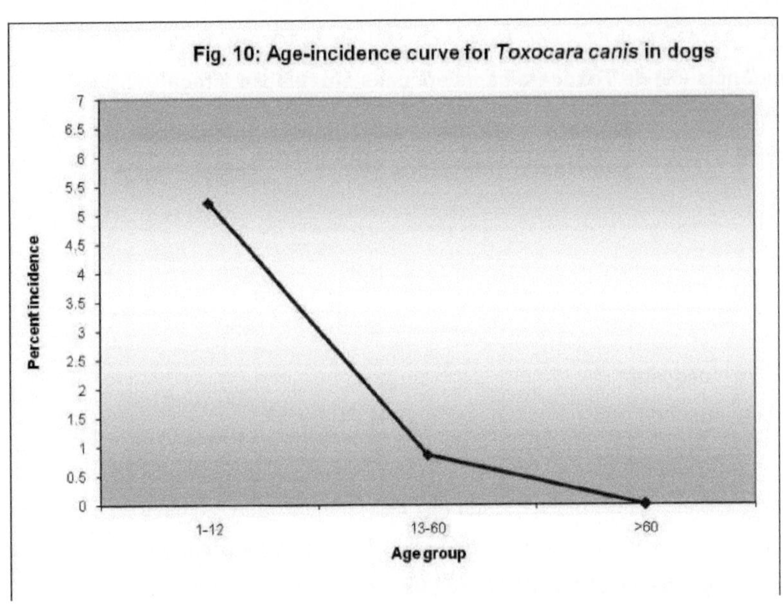

Fig. 10: Age-incidence curve for *Toxocara canis* in dogs

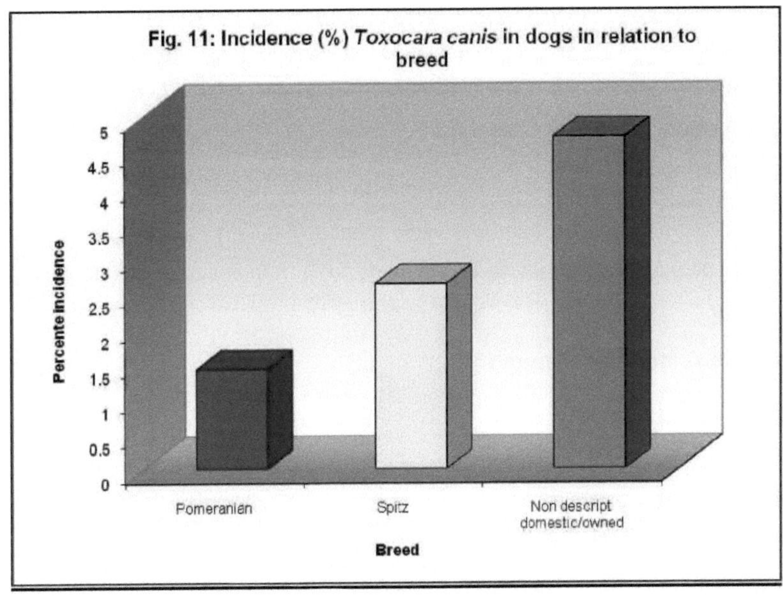

Fig. 11: Incidence (%) *Toxocara canis* in dogs in relation to breed

Tabela 9. Incidência (%) de *Toxocara canis* em cães em relação à raça

Categoria	Número examinado	Número de infectados	Incidência (%)	Intensidade da infeção (epg)
Raça				
Pomerano	70	1	1.42	600
Spitz	38	1	2.63	250
Não descrita doméstica/proprieda de	106	5	4.71	260.00±81.09 (100-500)

Em relação à raça, a incidência mais elevada (4,71%) foi observada em cães de raça não descrita (Tabela 9, Figura 11) com a intensidade da infeção (epg) a variar entre 100-500 e uma intensidade média de infeção de 260,00±81,09. Seguiu-se a raça Spitz doméstica com uma incidência de 2,63% e uma intensidade de infeção (epg) de 250, seguida da Pomerânia com uma incidência de 1,42% e uma intensidade de infeção (epg) de 600. Não foi observada qualquer incidência nas raças Daschund, Doberman, Pastor Alemão, Boxer, Dálmata, Dogue Alemão, Labrador e Lhasa-apso.

4.4 *Taenia* spp.

Taenia spp. foi encontrada apenas num cão vadio macho (Figura 12). A incidência em relação ao sexo foi de 0,51% e em relação à raça foi de 4,0%. A intensidade da infeção foi de 600 epg.

4.5 *Gnathostoma spinigerum* (Figura 13)

<u>Idade</u>

Relativamente à idade, a infeção por *Gnathostoma spinigerum* foi observada apenas num cão pertencente ao grupo etário 13-60 meses, com uma incidência de 0,85% e uma intensidade de infeção (epg) de 100. Nenhum outro grupo etário apresentava infeção por *G. spinigerum*.

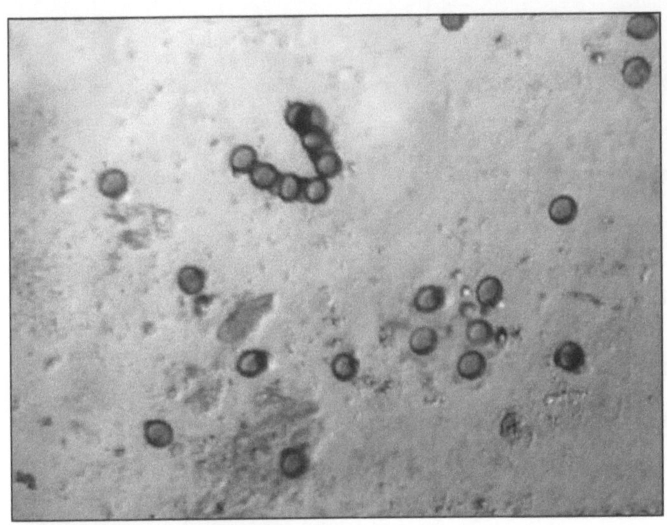

Fig. 12: Ovos de *Taenia* spp.

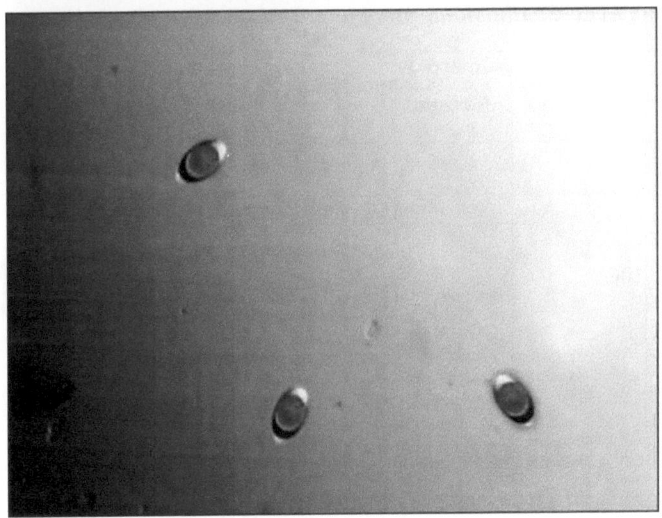

Fig. 13: Ovos de *Gnathostoma spinigerum*

<u>**Sexo**</u>

Tabela 10. Incidência (%) de *Gnathostoma spinigerum* em cães em relação ao sexo

Categoria	Número examinado	Número de infectados	Incidência (%)	Intensidade da infeção (epg)
Sexo				
Masculino	193	2	1.03	150.00±50.15 (100-200)
Feminino	132	1	0.75	100

Nos machos, a incidência de *G. spinigerum* foi de 1,03% (Tabela 10) e a intensidade média da infeção foi de 150,00±50,15. Apenas uma fêmea apresentava infeção por *G. spinigerum*. A incidência foi de 0,75% e a intensidade da infeção (epg) foi de 100.

<u>**Raça**</u>

Table 11.   Incidência (%) de *Gnathostoma spinigerum* em cães em relação à raça

Categoria	Número examinado	Número de infectados	Incidência (%)	Intensidade da infeção (epg)
Raça				
Não descrita doméstica/propriedade	106	1	0.94	100
Não descritor (vadio)	25	2	8.00	150.00±50.15 (100-200)

Em relação à raça, foi observada uma incidência de 8,0% em cães errantes não descritos (Tabela 11), com a intensidade da infeção (epg) a variar entre 100-200 e uma intensidade média de infeção de 150,00±50,15. Em cães domésticos de raça não descrita, a incidência foi de 0,94% e a intensidade da infeção (epg) de 100. Não foi observada incidência de *G. spinigerum* em Daschund, Doberman, Pastor Alemão, Pomerânia, Spitz, Boxer, Dálmata, Dogue Alemão, Labrador e Lhasa-apso.

4.6 *Dipylidium caninum* (Figura 14)

<u>**Idade**</u>

Table 12. Incidência (%) de *D. caninum* em cães em relação à idade

Categoria	Número examinado	Número de infectados	Incidência (%)	Intensidade da infeção (epg)
Idade (meses)[1]				
1-12	115	4	3.48	325.00±103.07 (100-500)
13-60	117	0	0	0
>60	68	1	1.47	100

[1]Excluídos os cães vadios (idade desconhecida)

Verificou-se que a incidência de *D. caninum* era mais elevada no grupo etário de 1-12 meses (3,48%) (Tabela 12). A intensidade da infeção (epg) variou de 100-500, com uma intensidade média de infeção de 325,00±103,07. Seguiu-se o grupo etário >60 meses com uma incidência de 1,47% e uma intensidade de infeção (epg) de 100. Nenhum outro grupo etário apresentava infeção por *D. caninum*.

<u>**Sexo**</u>

Table 13. Incidência (%) de *D. caninum* em cães em relação ao sexo

Categoria	Número examinado	Número de infectados	Incidência (%)	Intensidade da infeção (epg)
Sexo				
Masculino	193	3	1.56	400.00±100.12 (200-500)
Feminino	132	2	1.50	350.00±150.45 (200-500)

Em relação ao sexo, verificou-se que a incidência de *D. caninum* era mais elevada nos machos (1,56%) (Tabela 13), com a intensidade da infeção (epg) a variar entre 200-500 e uma intensidade média de infeção de 400,00±100,12, em comparação com a das fêmeas, em que a incidência de *D. caninum* era mais baixa (1,50%), com a intensidade da infeção (epg) a variar entre 200-500 e uma intensidade média de infeção de 350,00±150,45.

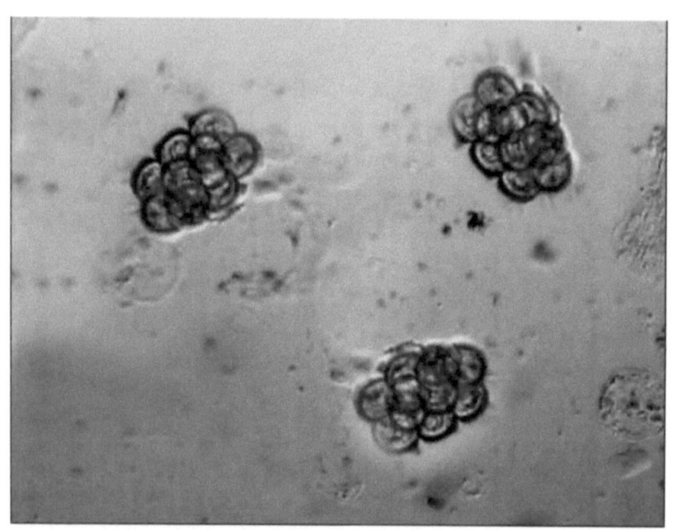

Fig. 14: Ovos de *Dipylidium caninum*

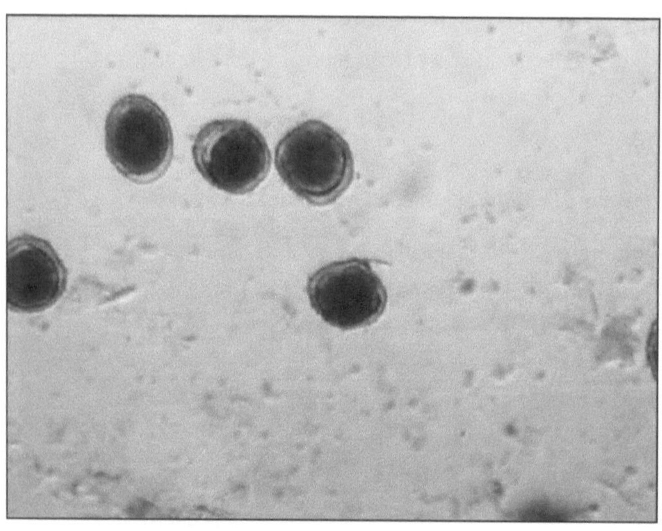

Fig. 15 : Ovos de *Toxascaris* spp.

<u>**Raça**</u>

Tabela 14. Incidência (%) de *D. caninum* em cães em relação à raça

Categoria	Número examinado	Número de infectados	Incidência (%)	Intensidade da infeção (epg)
Raça				
Pastor Alemão	60	3	5.00	350.00±100.30 (200-500)
Spitz	38	1	2.63	100
Não descrita doméstica/propriedade	106	1	0.94	100

Em relação à raça, a incidência mais elevada (5,0%) foi observada no Pastor Alemão (Tabela 14) com a intensidade da infeção (epg) a variar entre 200-500 e uma intensidade média de infeção de 350,00±100,30. Seguiu-se a raça Spitz com uma incidência de 2,63% e uma intensidade de infeção (epg) de 100. A incidência mais baixa (0,94%) foi observada em cães domésticos não descritos com uma intensidade de infeção (epg) de 100. Não foi observada incidência de *D. caninum* em cães das raças Daschund, Doberman, Pomerânia, Boxer, Dálmata, Dogue Alemão, Labrador e Lhasa apso e em cães vadios não descritos.

4.7 *Toxascaris* spp. (Figura 15)

<u>**Idade**</u>

Tabela 15. Incidência (%) de *Toxascaris* spp. em cães em relação à idade

Categoria	Número examinado	Número de infectados	Incidência (%)	Intensidade da infeção (epg)
Idade (meses)[1]				
1-12	115	1	0.86	250.
13-60	117	1	0.85	300
>60	68	1	1.47	500

[1]Excluídos os cães vadios (idade desconhecida).

A incidência de *Toxascaris* spp. foi mais elevada no grupo etário de >60 meses (1,47%) (quadro 15) e a intensidade da infeção (epg) foi de 500 epg. Seguiu-se o grupo etário de 1-

12 meses com uma incidência de 0,86% e uma intensidade de infeção de 250 epg. A incidência mais baixa de *Toxascaris spp.* foi encontrada no grupo etário dos 13-60 meses (0,85%) e a intensidade da infeção foi de 300 epg.

Sexo

Tabela 16. Incidência (%) de *Toxascaris* spp. em cães em relação ao sexo

Categoria	Número examinado	Número de infectados	Incidência (%)	Intensidade da infeção (epg)
Sexo				
Masculino	193	1	0.51	250
Feminino	132	2	1.51	400.00±100.30 (300-500)

Em relação ao sexo, verificou-se que a incidência de *Toxascaris* spp. era mais elevada nas fêmeas (1,51%) (quadro 16), com uma intensidade de infeção (epg) de 300-500 e uma intensidade média de infeção de 400,00±100,30, em comparação com a dos machos, em que a incidência de *Toxascaris* spp. era mais baixa (0,51%), com uma intensidade de infeção de 250 epg.

Raça

Tabela 17. Incidência (%) de *Toxascaris* spp. em cães em relação à raça

Categoria	Número examinado	Número de infectados	Incidência (%)	Intensidade da infeção (epg)
Raça				
Pastor Alemão	60	2	3.33	400.00±100.30 (300-500)
Não descrita doméstica/propriedade	106	1	0.94	250.00±0.00 (250)

Em relação à raça, a maior incidência (3,33%) foi observada no Pastor Alemão (Tabela 17) com a intensidade da infeção (epg) a variar entre 300-500 e uma intensidade média de infeção de 400,00±100,30. Seguiram-se os cães domésticos não descritos, com uma incidência de 0,94% e uma intensidade de infeção de 250 epg. Não foi observada qualquer incidência de *Toxascaris* spp. em Daschund, Doberman, Pomerânia, Boxer, Dálmata, Dogue Alemão, Labrador e Lhasa-apso e em cães vadios não descritos.

4.8 Infeção mista (Figura 18)

Tabela 18. Incidência (%) de infeção mista

Combinação de parasitas	Número	Percentagem
A. caninum + *D.caninum*	3	0.92
A. caninum + *G. spinigerum*	2	0.61
A. caninum + *Capillaria* spp.	2	0.61
A. caninum + *T. canis*	1	0.32
D.caninum + *Toxascaris* spp.	1	0.31
A. caninum + *Toxascaris* spp	1	0.31

Na infeção mista, foram observados *A. caninum* e *D. caninum* (0,92%), *A. caninum* com *G. spinigerum* (0,61%), *A. caninum* com *Capillaria* spp. (Figura 16) (0,61%), *D. caninum* com *Toxascaris* spp. (0,61%), *A. caninum* com *T. canis* (Figura 17) (0,32%) e *A. caninum* com *Toxascaris* spp.(0,31%).

Tabela 19. Incidência (%) de infecções mistas em cães em função da idade

Categoria	Número examinado	Número de infectados	Incidência (%)	Intensidade da infeção (epg)
Idade (meses) [1]				
1-12	115	1	0.87	1500
13-60	117	4	3.42	600.00±45.64 (400-800)
>60	68	3	4.41	666.67±185.81 (300-900)

[1]Excluídos os cães vadios (idade desconhecida).

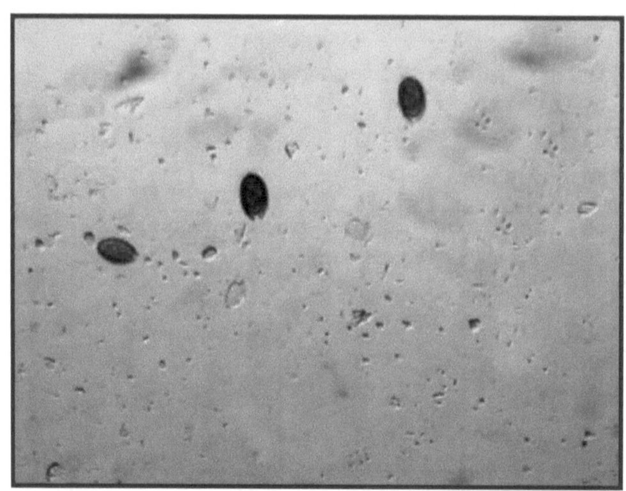

Fig. 16 : Ovos de *Capillaria* spp.

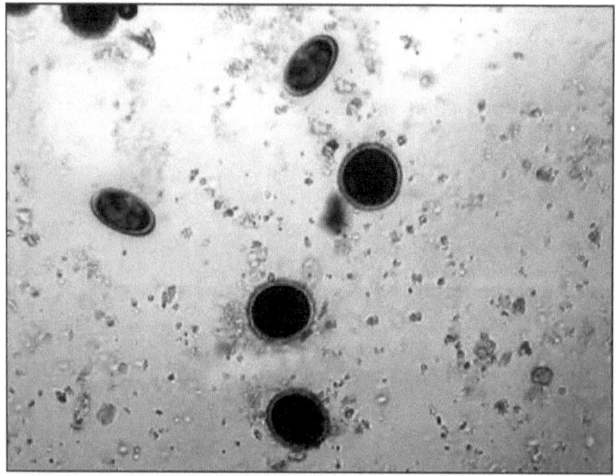

Fig. 17: Ovos de *Toxocara canis* com *Ancylostoma caninum*

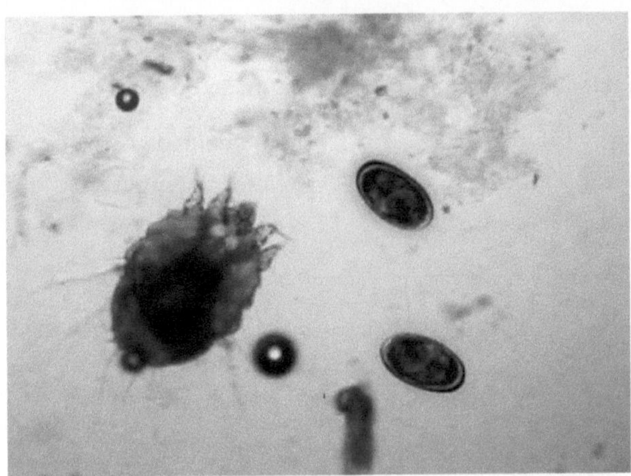

Fig. 18: Ovos de *Ancylostoma caninum* com ácaro Sarcoptic

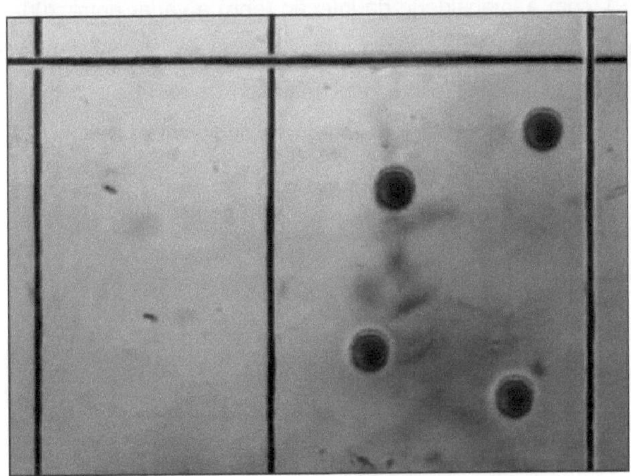

Fig. 19: Mc. Lâmina mestre

Verificou-se que a incidência de infeção mista era mais elevada no grupo etário >60 meses, com uma incidência de 4,41%, com a intensidade da infeção (epg) a variar entre 300-900 e uma intensidade média de infeção de 666,67±185,81 (quadro 19). A incidência no grupo etário 13-60 meses foi de 3,42%, com a intensidade da infeção (epg) a variar entre 400-800 e uma intensidade média de infeção de 600,00±45,64. A menor incidência de infeção mista foi encontrada no grupo etário de 1-12 meses (0,87%) e a intensidade da infeção foi de 1500 epg.

<u>**Sexo**</u>

Quadro 20: Incidência (%) de infecções mistas em cães em função do sexo

Categoria	Número examinado	Número de infectados	Incidência (%)	Intensidade da infeção (epg)
Sexo				
Masculino	193	6	3.11	666.67±290.53 (100-2000)
Feminino	132	5	3.67	580.00±142.58 (200-1000)

Em relação ao sexo, verificou-se que a incidência de infecções mistas era mais elevada nas fêmeas (3,67%) (quadro 19), com a intensidade da infeção (epg) a variar entre 200-1000 e uma intensidade média de infeção de 580,00±142,58, em comparação com a dos machos, em que a incidência de infecções mistas era mais baixa (3,11%), com a intensidade da infeção (epg) a variar entre 100-2000 e uma intensidade média de infeção de 666,67±290,53.

<u>**Raça**</u>

Tabela 21. Incidência (%) de infecções mistas em cães em relação à raça

Categoria	Número examinado	Número de infectados	Incidência (%)	Intensidade da infeção (epg)
Raça				
Doberman	4	1	25.00	700
Pastor Alemão	60	2	3.33	700.00±200.60 (600-800)
Pomerano	70	1	1.43	900
Spitz	38	1	2.63	500
Não descrita doméstica/propriedade	106	3	2.83	866.67±348.42 (300-1500)
Não descritor	25	3	12.00	1633.33±318.36

(vadio)				1100-2200)

Em relação à raça, a maior incidência (25,0%) foi observada no Doberman (Tabela 21) com a intensidade da infeção de 700 epg. Seguiram-se os cães vadios não descritos com uma incidência de 12,0%, com uma intensidade de infeção (epg) que variou entre 1100-2200 e uma intensidade média de infeção de 1633,33±318,36. Seguiu-se, por ordem de incidência, o pastor alemão, com uma incidência de 3,33%, com uma intensidade de infeção (epg) de 400-800 e uma intensidade média de infeção de 700,00±200,60, seguido dos cães domésticos não descritos, com uma incidência de 2,83%, com uma intensidade de infeção (epg) de 300-1500 e uma intensidade média de infeção de 866,67±348,42, e da raça Spitz (0,87%), com uma intensidade de infeção de 500 epg. A menor incidência de infeção mista foi encontrada na raça Pomerânia (1,43%) e a intensidade da infeção foi de 900 epg. Não foi observada qualquer incidência de infeção mista nas raças Daschund, Boxer, Dálmata, Dogue Alemão, Labrador e Lhasa apso.

4.9 Parâmetros hematológicos

Tabela 22. Valores médios±SE dos parâmetros hematológicos em cães parasitados e normais

S. Não.	Parâmetro		Parasitado (n=39)	Normal (n=161)	Valor de "t
1.	Hb (g/dl)		11.31±0.23	12.18±0.18	2.30*
2.	PCV (%)		35.41±0.96	40.23±0.50	4.30**
3.	TEC (x10^6 ^l)		5.30±0.16	6.19±0.12	3.47**
4.	TLC (x10^3/µl)		13.84±0.82	12.78±0.29	1.47
5.	DLC%	N (%)	62.54±1.01	62.27±0.80	0.16
		L (%)	28.33±0.73	33.36±1.31	3.11**
		E (%)	6.10±0.74	2.20±0.13	8.74**
		M (%)	3.15±0.57	2.22±0.17	2.09*
		B (%)	0.03±0.03	0.04±0.02	0.41
6.	VCM (fl)		67.81±2.84	68.72±1.67	0.13
7.	MCH (pg)		22.10±0.83	20.83±0.56	1.05
8.	MCHC (g/dl)		32.28±0.49	33.49±0.36	1.30

* = (P<0,05); ** = (P<0,01)

N=Neutrófilo; L=Linfócito; E=Eosinófilo; M=Monócito; B=Basófilo.

A Hb, MCH e MCHC nos cães parasitados foram 11,31±0,23 g/dl, 22,10±0,83 pg e 32,28±0,49 g/dl e nos cães normais foram 12,18±0,18g/dl, 20,83±0,56 pg e 33,49±0,36g/dl, respetivamente. Estatisticamente, a Hb foi significativamente (P<0,05) mais baixa nos cães parasitados. Na MCH e MCHC, a variação entre os cães parasitados e normais não foi significativa (P>0,05).

Os valores de PCV e MCV foram 35,41±0,96 por cento e 67,81±2,84 fl em cães parasitados e em cães normais foram 40,23±0,50 por cento e 60,72±6,7 fl, respetivamente. A redução no PCV no grupo parasitado foi altamente significativa (P<0,01) em comparação com os cães normais.

Embora os valores do VCM fossem mais baixos nos cães parasitados em comparação com os cães normais, a diferença não foi significativa (P>0,05).

As contagens de TEC e TLC foram de 5,30±0,16 ($x/10^6/\mu l$) e 13,84±0,82 ($x/10^3/\mu l$) nos cães parasitados e os valores correspondentes em cães normais foram de 6,19±0,12 ($x/10^6$ ʌl) e 12,78±0,30 (x/103/µO, respetivamente. A diminuição da TEC foi altamente significativa (P<0,01) nos cães parasitados, enquanto a TLC aumentou ligeiramente nos cães parasitados, mas a diferença não foi significativa.

O aumento na contagem de eosinófilos nos cães parasitados (6,10±0,74%) foi altamente significativo (P<0,01) em comparação com o dos cães normais (2,20±0,13%). Também foi observada uma tendência significativamente mais elevada para a contagem de monócitos (30,15 ± 0,57% nos cães parasitados e 2,22 ± 0,17% nos cães normais). No entanto, a diminuição dos linfócitos foi altamente significativa (P<0,01) nos cães parasitados em comparação com os cães normais (33,36±1,31%). Os valores de neutrófilos (62,54±1,01% em cães parasitados e 62,27±0,79% em cães normais) e basófilos (0,03±0,03% em cães parasitados e 0,04±0,02% em cães normais) não foram, no entanto, significativos entre cães parasitados e normais.

5. DISCUSSÃO

Os parasitas intestinais, em particular os helmintas, estão entre os agentes patogénicos mais comuns encontrados pelos veterinários e constituem uma das principais causas de mortalidade nos cães. Os cães estão associados a mais de 60 doenças zoonóticas. Muitos destes parasitas zoonóticos são importantes para a saúde pública, especialmente nos países em desenvolvimento e nas comunidades que podem ser socioeconomicamente desfavorecidas (Bridger e Whitney, 2009). Entre os parasitas encontrados no nosso estudo, *Ancylostoma*, *Toxocara* e *Gnathostoma* são responsáveis por zoonoses importantes.

Gnathostoma spinigerum, *Toxascaris* spp. e *Capillaria* spp. observados neste estudo foram registados pela primeira vez em M.P. *G. spinigerum* é um verme do estômago de cães e gatos. Esta espécie ocorre na Tailândia, no Japão, na China, na Índia, no Sudeste Asiático e no México. Na Índia, foi registada em cães de Kerala e, mais frequentemente, em cães de Assam e em gatos de Calcutá. *O gnatostoma* ocorre de forma errática no homem como causa de larva migrans visceral. As larvas infecciosas do nemátodo podem ser encontradas em peixes de água doce *(Ophiocephalus punctatus)* nas suas vísceras e músculos, enquanto uma pulga de água comum *(Mesocyclops leuckarti)* foi identificada como o seu primeiro hospedeiro intermediário. O homem adquire a infeção através do contacto com a carne de hospedeiros intermediários infectados (peixes, anfíbios e aves). As larvas dos hospedeiros intermédios entram nos tecidos humanos e podem migrar lentamente através de muitos tecidos, dando origem a um inchaço subcutâneo intermitente. A infeção torna-se destrutiva se houver envolvimento dos olhos ou do cérebro.

A compreensão da epidemiologia das infecções parasitárias zoonóticas é importante para minimizar o risco para os seres humanos. As zoonoses que envolvem parasitas de cães são comuns e importantes, sendo que algumas causam doenças graves, como a *Toxocara* spp. (*T. canis*) e o *Ancylostoma caninum*, capazes de infetar e induzir doenças (síndromes de larva migrans) em seres humanos que ingerem acidentalmente os estádios infecciosos (ovos ou larvas, respetivamente). Os veterinários são frequentemente a melhor e única fonte de informação sobre zoonoses para os donos de animais de estimação, pelo que é imperativo educar a população canina sobre os potenciais riscos associados aos parasitas caninos. Isto permitirá a implementação mais eficaz de programas estratégicos de controlo ou minimizará a transmissão zoonótica.

5.1 Incidência global

Na presente investigação, verificou-se uma maior incidência nos cães vadios (80%) em comparação com os cães domésticos (22,67%). Sowemimo e Asaolu (2008) também registaram uma baixa incidência nos cães domésticos em comparação com os cães vadios. Este facto pode ser atribuído ao número crescente de estabelecimentos veterinários e também à sensibilização dos proprietários de cães para levarem os seus cães a clínicas veterinárias para desparasitação. Resultados semelhantes foram obtidos por Onyenwe e Ikpegbu (2004), que registaram uma prevalência inferior de 24,12 % entre 908 cães apresentados ao Hospital Veterinário Universitário de Nsukka, na Nigéria. Palmer *et al.* (2008) também observaram que a prevalência global de infeção por helmintas em cães provenientes de clínicas veterinárias era baixa e que a maioria dos proprietários de animais de companhia tinha tratado os seus animais com um anti-helmíntico. A prevalência da infeção por helmintas em cães provenientes de clínicas veterinárias que não tinham recebido tratamento anti-helmíntico era também razoavelmente baixa.

Yacob *et al.* (2007) também registaram uma elevada incidência em cães vadios. Durante esse estudo, verificou-se que um grande número de cães se alimenta em matadouros e talhos e que os que são mantidos em ambientes fechados são frequentemente alimentados com miudezas não cozinhadas que não se encontram em boas condições de higiene. Também é comum encontrar cadáveres de animais atirados para a rua, onde os cães se alimentam em conjunto, o que poderia ser um meio adequado para a transmissão dos parasitas.

5.2 Incidência de diferentes parasitas

Neste estudo, o parasita helmíntico gastrointestinal mais frequentemente encontrado foi *Ancylostoma caninum* (17,84%), seguido por *Toxocara canis* (2,15%), *Dipylidium caninum* (1,54%), *Toxascaris* spp. (0,92%), *Gnathostoma spinigerum* (0,92%) e *Taenia* spp. (0,31%).

Num estudo realizado por Bridger e Whitney (2009), os parasitas mais frequentemente encontrados foram *Toxocara canis* (22,8%) e os ancilóstomos, *Uncinaria stenocephala/Ancylostoma caninum* (47,4%). Outros autores também referiram *T. canis* e ancilostomídeos (*Uncinaria spp. e Ancylostoma* spp.) como as helmintas mais frequentemente encontradas em cães (Kirkpatrick, 1988; Nolan e Smith, 1995). Este facto é de particular importância, uma vez que os três são agentes zoonóticos bem reconhecidos que podem constituir um risco significativo para a saúde pública devido ao contacto estreito entre os seres humanos e os seus animais de companhia (Kirkpatrick, 1988). Palmer *et al.* (2008) e Little *et al.* (2009) também observaram que os ancilóstomos eram a infeção helmíntica mais comum em cães.

Yacob *et al.* (2007) estudaram a prevalência de nemátodos gastrointestinais em cães na

Etiópia. O exame coproscópico revelou uma frequência de 32% de infeção por *A. caninum* e um valor médio de epg de 260. Isto indicou que este parasita era o mais dominante de todos os nemátodos encontrados. Inferiu-se que a elevada incidência de *A. caninum* e *T. canis*, que podem causar erupção rasteira e larva migrans visceral, respetivamente, em seres humanos, constitui um importante problema de saúde pública. Nos estudos de Sowemimo e Asaolu (2008) e Fontanarrosa *et al.* (2006), os parasitas mais frequentemente encontrados foram também *Ancylostoma* spp. e *T. canis*.

5.3 Infecções mistas

No presente estudo, a incidência global de infecções mistas (3,38%) foi inferior à das monoinfecções (23,69%). As infecções mistas mais frequentemente encontradas foram *A. caninum* com *D. caninum* (0,92%), *A. caninum* com *G. spinigerum* (0,61%), *A.caninum* com *Capillaria* spp. (0,61%), *D. caninum* com *Toxascaris* spp. (0,61%), e *A. caninum* com *T.canis* (0,32%), *A. caninum* com *Toxascaris* spp. (0,31%).

Fontanarrosa *et al.* (2006) opinaram que as infecções mistas podem desempenhar um papel importante na epidemiologia das doenças parasitárias, pois revelam a proporção de cães que necessitam de tratamento medicamentoso combinado. No seu estudo, a distribuição do número de espécies por cão seguiu um padrão de distribuição aleatória, ou seja, a presença de uma determinada espécie de parasita num cão não foi aumentada ou diminuída pela presença das outras.

Num estudo realizado por Yacob *et al.* (2007), entre os animais infectados, 23,5% apresentavam poliparasitismo. A frequência de infecções mistas por nemátodos mostrou uma diferença significativa (P<0,05) entre os grupos etários, enquanto não foi observada qualquer diferença (P>0,05) entre os sexos. Palmer *et al.* (2008) também verificaram que 19,8% estavam infectados com uma única espécie de parasita e 4,1% com várias espécies. Num estudo de Sowemimo e Asaolu (2008), também se observou que as infecções com uma única espécie de verme eram mais frequentes, enquanto as infecções múltiplas eram menos frequentemente detectadas. Outros trabalhadores (Kirkpatrick, 1988; Vanparijs *et al.*, 1991; Ramirez-Barrios *et al.*, 2004) também encontraram resultados semelhantes.

5.4 Incidência de parasitismo de acordo com a idade

Em termos de idade, a incidência mais elevada foi observada em cães jovens com 112 meses de idade (26,09%), seguindo-se o grupo etário dos 13 aos 60 meses (21,37%) e o menor no grupo etário dos >60 meses (19,11%). A diferença entre a idade e a incidência global de parasitas gastrointestinais não foi significativa (P>0,05). No entanto, a incidência global, bem como a incidência específica de *A.caninum* e *T.canis*, registou uma tendência decrescente com a idade.

Sowemimo e Asaolu (2008) também observaram que as prevalências de *T. canis* e *Ancylostoma* spp. eram mais elevadas em cães jovens com idades entre 0 e 6 meses do que em cães mais velhos. A maior prevalência de *T. canis* em cães jovens foi atribuída ao seu sistema imunitário imaturo. Da mesma forma, o *Ancylostoma* spp. foi mais observado em cachorros jovens com idades compreendidas entre os 0 e os 6 meses (Ramirez-Barrios *et al.*, 2004). Dubna *et al.* (2007) também encontraram *uma* alta incidência de infeção por *T. canis* em cães com menos de 6 meses de idade (22,6 a 45,2%). Overgaauw e Boersema (1998), da Holanda, também encontraram uma prevalência consideravelmente maior de ovos *de Toxocara* em filhotes (48%). Fontanarrosa *et al.* (2006) verificaram que a prevalência de *T. canis* apresentava uma tendência decrescente com a idade.

Little *et al.* (2009) observaram que o parasitismo era mais frequentemente identificado em cachorros com menos de 6 meses de idade. As infecções por ascarídeos foram detectadas com muito mais frequência em cachorros do que em cães adultos. A infeção por ancilostomídeos foi identificada em todas as classes etárias neste estudo, embora mais frequentemente em cachorros com menos de 1 ano de idade. A prevalência da infeção em cachorros mais velhos (6-12 meses de idade) não foi significativamente diferente da prevalência em cachorros com menos de 6 meses de idade, e a taxa diminuiu apenas ligeiramente nos cães com 1-2 anos de idade, sugerindo apenas uma ligeira diminuição da prevalência da infeção relacionada com a idade. Os cachorros recém-nascidos podem ser infectados através da transmissão transmamária de larvas da mãe, enquanto os cachorros mais velhos e os cães adultos podem ser infectados a partir do ambiente (Yacob *et al.*, 2007). Palmer *et al.* (2008) também verificaram que as prevalências mais elevadas de parasitas ocorrem frequentemente em animais jovens devido às vias de infeção transmamária e transplacentária de alguns parasitas, nomeadamente *Ancylostoma caninum* e *Toxocara* spp.

5.5 Incidência de parasitismo de acordo com o sexo

A análise dos dados com base no sexo revelou uma diferença não significativa (P>0,05) na incidência geral de parasitas gastrointestinais entre cães machos (27,78%) e fêmeas (25,76%).

Como observado neste estudo, Yacob *et al.* (2007) também não observaram diferença significativa (P >0,05) na frequência de nematódeos GI de cães entre os sexos. Esses resultados também foram consistentes com o trabalho anterior de Fontanarrosa *et al.*

(2006), que não relataram diferença significativa na prevalência geral entre machos e fêmeas (54,6% versus 50,4%; x2 = 3,542, p = 0,060). Achados semelhantes também foram relatados por Sowemimo e Asaolu (2008), que não observaram diferença significativa na prevalência geral de parasitas intestinais entre os cães machos (27,0%) e fêmeas (22,5%) (P>0,05). Um estudo efectuado por Ramirez-Barrios *et al.* (2004) também não registou qualquer diferença significativa na prevalência de parasitas intestinais entre cães machos (38,8%) e fêmeas (31,7%).

Pelo contrário, num estudo sobre a infeção por ancilóstomos em cães, Bhutia *et al.* (1995) observaram que as cadelas apresentavam uma infeção significativamente mais elevada (62,5%) em comparação com os cães machos (37,5%). Achados semelhantes também foram relatados por Sandhu *et al.* (1997), que estudaram a infeção por ancilostomídeos em cães e observaram que os cães machos (37,22%) tinham uma carga de ancilostomídeos significativamente maior em comparação com as fêmeas (25,35%). Jani *et al.* (1995) também observaram uma maior incidência de parasitas intestinais em cães machos (54,54%) em comparação com as fêmeas (45,46%).

No presente estudo, a incidência de *T. canis* foi mais elevada nos cães machos (3,10%) em comparação com as fêmeas (0,75%), enquanto Bridger e Witney (2009) observaram que a prevalência de *T. canis* era significativamente mais elevada nas fêmeas.

5.6 Incidência do parasitismo em função da raça

No presente estudo, a maior incidência de parasitas helmínticos foi encontrada em cães errantes não descritos (80%), seguidos pelo Pastor Alemão (26,57%), Spitz (26,32%), domésticos não descritos (25,47%) e Pomerânia (20,00%). No Doberman, apenas um caso foi considerado positivo. Não foi observada incidência de helmintos parasitas gastrointestinais nas raças Dachshund, Boxer, Dálmata, Dogue Alemão, Labrador e Lhasa apso. Foi observada uma diferença significativa (P<0,01) na incidência global de parasitismo gastrointestinal entre raças.

Como observado neste estudo, uma prevalência significativamente maior de parasitas em cães de raças mistas (38,9%) em comparação com cães de raças puras (30,8%) também foi encontrada por Ramirez-Barrios *et al.* (2004). Achados semelhantes também foram relatados por Sandhu *et al.* (1997), que estudaram a infeção por ancilostomídeos em cães e observaram uma alta incidência em cães mestiços (52,7%) em comparação com as outras raças puras definidas, nas quais a incidência variou de 0,0% a 41,6%. No seu estudo, as diferenças entre cães mestiços e de raças bem definidas também foram significativas. A incidência mais elevada nos cães mestiços foi atribuída a práticas de maneio deficientes e a condições pouco higiénicas.

Além disso, num estudo realizado em África em cães de diferentes raças por Sowemimo e Asaolu (2008), verificou-se que a prevalência de helmintas parasitas era mais elevada na raça local (pastor africano) (41,2 %) do que nas outras raças exóticas (Labrador, Ridgeback, Doberman e mestiço). O *T. canis* e o *Ancylostoma* spp. foram mais prevalentes na raça local do que na raça alsaciana ou noutras raças exóticas. No entanto, Fontanarrosa *et al.* (2006) não encontraram quaisquer diferenças na prevalência geral de parasitas intestinais entre cães puros e mestiços.

Jani *et al.* (1995) também observaram que a incidência geral de parasitismo intestinal era mais elevada em cães vadios (35,89%), seguida de cães de raças puras, com uma variação de 5,13 a 35,89%. Pelo contrário, Bridger e Whitney (2009) observaram que a prevalência global de parasitas era mais elevada nos cães de raça pura.

5.7 Intensidade da infeção

A intensidade média global de infeção (epg) para as várias espécies de helmintos, por ordem decrescente, foi *A. caninum* (987,00±66,92), mista (627,27±163,92), *Taenia* spp. (600±0,00), *Toxascaris* spp. (350,00±76,47), *T. canis* (307,14±74,23), *D. caninum* (280,00±91,49) e *G. spinigerum* (133,33±33,33). Num estudo realizado por Yacob *et al.* (2007), do total de animais examinados, 32% estavam infectados com *Ancylostoma caninum*, seguidos de 21% com *Toxocara canis*, com uma intensidade média de ovos por grama (epg) de fezes de 260 e 20, respetivamente.

A intensidade da infeção por *A. caninum* no grupo etário de 1-12 meses foi de 963,89±155,28, seguida do grupo etário de 13-60 meses (947,22±83,99), sendo a mais baixa no grupo etário >60 meses (987,50±144,39). As diferenças entre os grupos etários em relação à intensidade da infeção não foram significativas. Entre os sexos, as diferenças na intensidade da infeção também não foram significativas. No entanto, foi observada uma diferença significativa na intensidade da infeção entre raças.

Sowemimo e Asaolu (2008) estudaram as intensidades de ovos fecais como contagem média de ovos/grama de fezes e relataram que os cães infectados com *T. canis* tinham uma intensidade média de 462,0±100,5, *Ancylostoma* spp. 54,1±8,6 e *D. caninum* 0,2±0,1. No entanto, no seu estudo, verificou-se que a idade do hospedeiro era um fator significativo no que diz respeito à prevalência e intensidade de *T. canis* e *Ancylostoma* spp. em contraste com o presente estudo. No presente estudo, não houve diferença significativa na intensidade entre cães machos (610,55±165,23) e fêmeas (304,77±110,34). Este achado está de acordo com a observação de Sowemimo e Asaolu (2008).

5.8 Efeito do parasitismo gastrointestinal nos parâmetros hematológicos

Entre os parâmetros hematológicos, a Hb foi significativamente menor nos cães parasitados. A variação em MCH e MCHC entre os cães parasitados e os normais não foi significativa. A redução do PCV no grupo parasitado foi altamente significativa em comparação com os cães normais, mas a diferença no MCV não foi significativa. A diminuição da TEC foi altamente significativa nos cães parasitados, enquanto a TLC aumentou ligeiramente nos cães parasitados, mas a diferença não foi significativa. O aumento da contagem de eosinófilos nos cães parasitados foi altamente significativo em comparação com os cães normais. Foram observados valores significativamente mais elevados para a contagem de monócitos nos cães parasitados em comparação com os cães normais. A diminuição dos linfócitos foi altamente significativa nos cães parasitados em comparação com os cães normais. As diferenças em neutrófilos e basófilos não foram significativas entre cães normais e parasitados.

O principal parasita encontrado neste estudo foi o *A. caninum*. A ancilostomose em cães susceptíveis é acompanhada pelo desenvolvimento de uma anemia microcítica e hipocrómica devido à depleção do ferro corporal devido aos hábitos de sucção de sangue dos vermes e à hemorragia das feridas da mordedura intestinal. A gravidade desta anemia tem uma correlação positiva com o grau de infeção por vermes, especialmente nas crias jovens mais susceptíveis, com reservas de ferro muito baixas, resultantes de uma menor ingestão de ferro na dieta (Okewole *et al.* 2003). Assim, a redução da hemoglobina, do CTE e do PCV é óbvia, uma vez que estes parâmetros estão inter-relacionados e foram diretamente influenciados pela hemorragia gastrointestinal profusa nos cães estudados.

No presente estudo, foi observado um aumento significativo na contagem de eosinófilos nos cães infectados. Saror *et al.* (1979) também observaram uma contagem altamente significativa de eosinófilos nos parasitados (2,61%) em comparação com os não parasitados (0,54%). Foi demonstrado que os eosinófilos são células efectoras potentes para a morte de parasitas helmínticos. Foi observada uma associação estreita entre os eosinófilos e os parasitas danificados ou mortos em secções histológicas e correlações significativas entre a resistência aos parasitas e a capacidade de induzir eosinofilia após a infeção (Meeusen e Balic, 2000). Kirkova *et al.* (2005) também opinaram que o aumento precoce das percentagens de eosinófilos é indicativo do seu papel inicial na destruição dos parasitas. De acordo com alguns autores, as suas contagens aumentaram 10 a 30 vezes sob a influência da interleucina-5 libertada pelos T-helpers. Os eosinófilos exercem a sua função fagocitária através da secreção de enzimas que lesam ou matam os parasitas (Tizard, 1996).

As percentagens reduzidas de linfócitos no sangue observadas neste estudo podem dever-se à migração destas células para o trato intestinal. Foram também observadas evidências de uma infiltração profusa de linfócitos na mucosa e submucosa cecal e cólica (Kirkova *et al.*, 2005). De acordo com Tizard (1996), os linfócitos mobilizados para o intestino inibem a atividade dos helmintos que penetram profundamente na mucosa intestinal.

REFERÊNCIAS

Adedapo, A. A., O.O. Shabi e O.A. Adedokun (2005). Eficácia anti-helmíntica do extrato bruto aquoso de *Euphorbia hirta* Linn em cães nigerianos. *Vet. Arhiv,* **75**: 39-47.

Agnihotri, R.K., Devina Sharma e Y. Sharma (2008). Incidence of gastrointestinal helminths in dogs of Himachal Pradesh (Incidência de helmintos gastrointestinais em cães de Himachal Pradesh). *J. Vet Parasitol,* **22**(2): 8990.

Anene, B.M., T.O. Nnaji e A. B. Chime (1996). Infecções parasitárias intestinais de cães na área de Nsukka do Estado de Enugu, Nigéria. *Prev. Vet. Med.,* **27** (1-2): 89-94.

Ash e Orihel (1991). Haematology of birds.URL:<http://www.psu.as. th/ Eduserice/Journal/24-30pdf.

Bhutia, N.T., R.K. Tamang, M.K. Rai e G.P. Sen (1995). Incidência de infeção por ancilostomídeos em cães em Gangtok, Sikkim. *Indian Vet. J.,* **72**: 1206-1207.

Bridger, K.E. e H. Whitney (2009). Gastrointestinal parasites in dogs from the Island of St. Pierre off the south coast of Newfoundland. *Vet. Parasitol.,* **162**(1-2): 167-170.

Carroll, S.M. e D.I.Groove (1986). Resposta de cães ao desafio com *Ancylostoma ceylanicum* durante o período de uma infeção primária por ancilostomíase. *Trans. R. Soc. Trop. Med. Hyg.,* **80**(3): 406-441.

Cury, M.C., W. S. Lima, M. P. Guimarâes e M. G. Carvalho (2002). Perfis hematológicos e de coagulação em cães experimentalmente infectados com *Angiostrongylus vasorum* (Baillet, 1866). *Vet. Parasitol.,* **104**(2): 139149.

Deka, D.K., S. Choudhary e A. Chakraborty (1995). Parasitas de animais domésticos e aves em Lakhimpur (Assam). *J. Vet. Parasitol.,* **9**(1): 21-25.

Deka, D.K., S.K. Borthakur e G. Patra (2005). Parasitoses em animais domésticos e aves de Aizawal, Mizoram. *J. Vet Parasitol,* **19**(1): 51-53.

Deshmukh V.V., J.P. Varshney, P.S. Chaudhary e S.N. Desai (2008). Aspectos clínico-epidemiológicos, etio-diagnósticos e de tratamento da síndrome da diarreia em cães. *Intas Polivet,* **9**(2): 139-148.

Dubna,S, I. Langrova, J. Napravnik, I. Jankovska, J. Vadlejch, S. Pekar e J. Fechtner (2007). A prevalência de parasitas intestinais em cães de Praga, áreas rurais e abrigos da República Checa. *Vet. Parasitol.,* **145**(1-2): 120-128.

Eren, U., M. Sandicki, Balakaya, M. e S. Erculdurenler (2000). Granulócitos eosinófilos e células plasmáticas na mucosa jejunal de cães naturalmente infectados com ou sem parasitas intestinais. *Ankara Üniv. Vet. Fak. Derg.,* **47**: 135- 143.

Faust, E.C. (1939).Human Helminthology, 2nd edn., Publ., Lea & Febiger., Philadelphia. p.420.

Feldman, B.F., J.G. Zinkl e N. C. Jain (2000). Schlam's Veterinary Hematology. 5th edn., Publ., Lea and Febiger, Philladelphia, U.S.A.

Fontanarrosa, M.F., D. Vezzani, J. Basabe e D.F. Eiras (2006). Um estudo epidemiológico de parasitas gastrointestinais de cães do sul da Grande Buenos Aires (Argentina): Idade, sexo, raça, infecções mistas e padrões sazonais e espaciais. *Vet. Parasitol.*, **136**(3-4): 283-295.

Gates, M.C. e T.J. Nolan (2009). Prevalência e recorrência de endoparasitas em diferentes grupos etários de cães e gatos *Vet. Parasitol*, **166**(1-2):153- 158.

Jain, N.C. (1986). Schlam's Veterinary Hematology, 4th edn., Publ., Lea and Febiger, Philladelphia, U.S.A.

Jani, R.G., B.M. Jani e M.R. Dave (1995). Prevalência de parasitas intestinais em cães em Anand (Gujarat). *J. Vet Parasitol,* **9**(1): 51-53.

Kachwaha, S. e R.K. Tanwar (2007). Prevalência de infestações por vermes em cães vadios em Jodhpur e arredores. *J. Vet Parasitol,* **21**(2): 171-172.

Kaymaz, A.A., U. Bakirel, R. Gonul e H. Tan (1999). Eletroforese de proteínas séricas em cães com parasitas intestinais. *Tr. J. Vet.Anim. Sci.,* **23**: 457-459.

Kirkova, Z., P. Petkov e D. Goundasheva (2005). Estudos clínicos e hematológicos em cães, experimentalmente infectados com *Trichuris vulpis. Bulgarian J. Vet. Med.,* **8**(2): 141-148.

Kirkpatrick, C.E. (1988). Epizootiologia das infecções endoparasitárias em cães e gatos de companhia apresentados a um hospital universitário veterinário. *Vet. Parasitol,* **29**: 339-348.

Kozan, E., F.K. Sevimli e F.M. Birdane (2007). A ocorrência de infecções gastrointestinais por cestodes e nemátodos em cães vadios nas províncias de Afyonkarahisar e Eskisehir. *Turkiye Parazitoloji Dergisi,* **31**(3): 208-211.

Kumar, B.V.K. e H. Mohammad (1998). Um estudo sobre a prevalência de ovos de espécies de *Toxocara* em locais públicos em Andhra Pradesh. *J. Comm. Dis.,* **30**: 197-198.

Labruna, M.B., H.F.J. Pena, S.L.P. Souza, A. Pinter, J.C.R. Silva, A.M.A. Ragozo, L.M.A. Camargo e S.M. Gennari (2006). Prevalência de endoparasitas em cães da área urbana do município de Monte Negro, Rondônia, Brasil. *Arquivos-do-Instituto-Biologico-Sao- Paulo,* **73**(2): 183-193.

Levine, N.D. (1968). Nematode parasites of domestic animals and of man. Universidade de Illinois, Urbana, Illinois pp 99-111.

Little, S.E., E.M. Johnson, D. Lewis, R.P. Jaklitsch, M.E. Payton, B.L. Blagburn, D.D. Bowman, S. Moroff, T. Tams, L. Rich e D. Aucoin (2009). Prevalência de parasitas intestinais em cães de companhia nos Estados Unidos. *Vet. Parasitol,* **166**(1-2):144-152.

Maglor, R., Y. Oku, R. Gallardo e I. Yarzabal (1996). Alta prevalência de infeção por *Ancylostoma* spp. em cães, associada a um foco endémico de larva migrans cutânea humana, em Tacuarembo,

Urugkay. *Parasita* **3**(2): 131-134.

Maizels, R.M. e M. Meghji (1984). Infeção patente repetida de cães adultos com *Toxocara canis. J. Helminthol*, **58**:327-333.

Meeusen, E. N. T. e A. Balic (2000). Os eosinófilos têm um papel na morte de parasitas helmintos? *Parasitol. Today*, **16**(3): 95-101.

Mirzayans, A, A.H. Eslami, M. Anwar e M. Sanjar (1972). Parasitas gastrointestinais de cães no Irão. *Trop. Anim. Health Prod.*, **4**(1): 58-60.

Natt, M. P. e C. A. Herrick (1952). Um novo diluente de sangue para a contagem de eritrócitos e leucócitos de galinhas. *Poult. Sci.*, **31**:735-738

Nolan, T.J. e G. Smith (1995). Time series analysis of the prevalence of endoparasitic infections in cats and dogs presented to a veterinary teaching hospital. *Vet. Parasitol*, **59**: 87-96.

Okewole, E.A., T.O. Omobowale, M.O. Ayoola (2003). Iron supplementation therapy in the reversion of the haematological and immunological defects accompanying canine ancylostomosis. *Vet. Arhiv.*, **73**: 247-260.

Onyenwe, I.W. e E.O Ikpegbu (2004). Prevalência de parasitas de helmintos gastrointestinais (GIHP) de cães apresentados no Hospital de Ensino Veterinário da Universidade da Nigéria (UNVTH).*Nigerian Vet. J.*, **25**(1): 21-25.

Overgaauw, P.A.M. e J.H. Boersema (1998). Infecções por nemátodos em canis de criação de cães nos Países Baixos, com especial referência ao *Toxocara. Vet. Quart.* **20**: 12-15.

Palmer, C.S., R.C.A. Thompson, R.J. Traub, R. Rees e I.D. Robertson (2008). Estudo nacional dos parasitas gastrointestinais de cães e gatos na Austrália. *Vet. Parasitol*, **151**:181-190.

Panesar, N. e M.C. Agrawal (1986). Eficácia comparativa do exame fecal e dos métodos serológicos na esquistossomose experimental no rato. *Indian J. Med. Res.*, **84**: 366-373.

Pawar, S.P., Y.V. Raote, G.P. Bharkad, B.S. Khillare e A.V. Bhonsle (2005). Eficácia dos anti-helmínticos contra *Ancylostoma caninum* e *Dipylidium caninum* em cães de companhia. *Intas polivet* **6**(2): 240-242.

Peregrine, A.S. (2008). Parasitas gastrointestinais de pequenos animais: ancilostomídeos. In: Khan, C.M.(ed). Merck's Veterinary Manual, Publ., Merck & Co. Inc., EUA.

Prociv, P. e J. Croese (1996). Infeção entérica humana com *Ancylostoma caninum:* vermes anzóis reavaliados à luz de uma nova zoonose. *Ata Trop.*, **62**: 23-24.

Ramirez-Barrios, R.A., G. Barboza-Mena, J. Munoz, F. Angulo-Cubillàn, E. Hernândez, F. Gonzâlez e F. Escalona (2004). Prevalência de parasitas intestinais em cães sob cuidados veterinários em Maracaibo, Venezuela. *Vet. Parasitol.*, **121**(1-2): 11-20.

Rosa, L.A.G., M.A. Gomes, A.V. Mundim, M.J.S. Mundim, E.L. Pozzer, E.S.M. Faria, J.C. Viana e M.C. Cury (2007). Infeção de cães por inoculação experimental com isolados humanos de *Giardia duodenalis*: Manifestações clínicas e laboratoriais. *Vet. Parasitol.*, **145**(1-2): 37-44.

Sahasrabudhe, V.K., J.P. Dubey e H.O.P. Srivastav (1969). Helminth parasites of dogs in Madhya Pradesh and their public health significance. *Indian J. Med. Res.*, **57**(1): 56-59.

Sandhu, S.S., S. Singh e J. Singh (1997). A note on hookworm infection in dogs in Ludhiana (Punjab). *J. Vet Parasitol*, **11**(2): 201-203.

Saror, D.I., T.W. Schillhorn Van Veen e J.B. Adeyanju (1979). O hemograma de cães com parasitas intestinais em Zaira, Nigéria. *J. Small Anim. Pract.*, **20**(4): 243-247.

Sharma, S.K., S.R.P. Sinha, Sucheta Sinha, L. Kumar e R.K. Mahtha (2006). Parasitas helmínticos gastrointestinais e tratamento em diferentes raças de cães. *Indian Vet. J.*, **83**: 834-836.

Singh, K.P., M.C. Agrawal e H.L. Shah (1987). Prevalência de esporocistos *de Sarcocystis* em cães vadios. *Indian J. Anim. Sci.*, **57**(10): 1101-1102.

Sloss, M.W., R.L. Kemp e A. M. Zajac (1994). Veterinary Clinical Parasitology. 6th edn. Publ., International Book Distributing Co., Lucknow, p. 198.

Snedecor, G.W. e W. G. Cocharan (1994).Statistical Methods, 7th edn. Publ., Iowa State University Press, Amer, Iowa.

Soulsby, E.J.L. (1986). Helminths, Arthropods and Protozoa of Domesticated Animals (Helmintos, Artrópodes e Protozoários de Animais Domésticos). 7th edn. Publ., Bailliere and Tindall, Londres.

Sowemimo, O. A e S.O. Asaolu (2008). Epidemiology of intestinal helminth parasites of dogs in Ibadan, Nigeria. *J. Helminthol.*, **82**(1): 89-93.

Tizard, I.R. (1996). Imunidade a parasitas. In: *Veterinary Immunology:An Introduction*. Publ., W.B. Saunders Company, Philadelphia, USA, pp. 315-330.

Vanparijs, O., L. Hermans e L. van der Flaes (1991). Helmintos e protozoários parasitas em cães e gatos na Bélgica. *Vet. Parasitol.* **38**(1): 67-73.

Varshney, J.P., V.P. Varshney e M. Hoque (2003). Achados clínico-hematrológicos, bioquímicos, endocrinológicos e ultra-sonográficos na babesiose canina. *Indian J. Anim. Sci.*, **73**(10): 1009-1101.

Wood, I.B., J.A Pankavich, W.S. Wallace, R.E. Thorson, R.L. Burkhart e E. Waletsky (1961). Disofenol, um anti-helmíntico injetável para vermes de gancho caninos. *J. Am. Vet. Med. Assoc.*, **139**: 1101-1106.

Yacob, H.T. T. Ayele, R. Fikru e A.K. Basu (2007). Nemátodos gastrointestinais em cães de Debre Zeit, Etiópia. *Vet. Parasitol.*, **148**(2): 144-148.

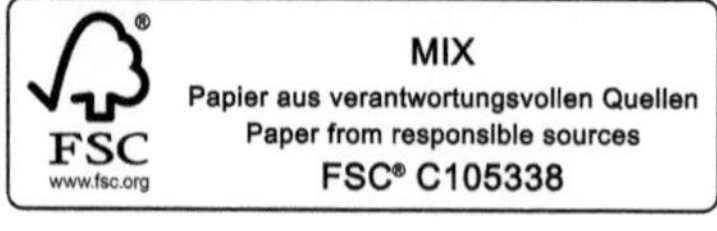

Printed by Books on Demand GmbH, Norderstedt / Germany